西村 光滋

地域医療総合医の
診療カルテ

地域医療医の
頭の中を
のぞいてみませんか?

プロローグ

私は現在、地域医療に従事しています。地域医療に従事して10年が経ち、地域の人との繋がりもだいぶ強くなってきました。○○さんは今日どうしているだろう、なんて考えながらお昼ご飯を食べて午後の診療に備える日も少なくありません。

一般的に地域医療を行うには家庭医療、総合診療、総合内科と呼ばれるジェネラルな能力が必要とされ、これらを行う医師を「ジェネラリスト」と呼びます。それに対し消化器内科、循環器内科、腎臓内科、内分泌内科 etc. は病名に対し治療を考えるその分野の専門家として「スペシャリスト」と呼びます。地域医療を行うにはジェネラルな能力が必要で、ジェネラルを学んでいないスペシャリストを寄せ集めても地域医療が成立することはありません。

「内科研修なんか受けなくていいから早くスペシャリスト研修を受けたほうがいいよ」

「内科のどのスペシャリストになっても10年くらい経つとみんなだいたい同じ内科力になるから心配しなくていいよ」

私が学生、研修医の時に上級医の先生が言っていた言葉です。当時の私はこの言葉を聞いて「ふーん、そんなものか」と感じたことを覚えています。今になって振り返って考えるとこの言葉は全て間違いだと確信しています。10年経っても内科の研修を受けたことがないスペシャリストは内科力が低いままなのです。

たとえば初診外来での患者さんの診察や、自分の専門分野以外での方針の立て方などが理解できていないと感じます。診断アプローチを理解していないと無駄な検査をたくさん行うことになります。また専門分野以外の方針の立て方を理解できていないと無駄な薬や過剰な医療介入を行うことになり、いずれも患者さんの不利益となりえます。

20年ほど前は教育できるジェネラリストが少なかったので仕方がないのかもしれません。

私の周りでも各サブスペシャリストを寄せ集めて「内科」と称している病院ばかりでした。当時はスペシャリストからみてジェネラリストを下に見る傾向がありました。（今でもあると思います）

日本の卒後教育は最近でこそ、日本プライマリケア学会や日本病院総合診療医学会などがジェネラリストを教育すべく活躍していますが、大学病院での教育の中心はスペシャリストを養成することとなっています。これは病院の性質上仕方のないことで、大学病院での教育を間近に見ている医学生にとってはそこで行われている医療こそが医療のデフォルトと考えがちです。

しかしジェネラルとスペシャルは対立構造ではありません。ジェネラルを学んだ後にスペシャリストになるという選択をする医者もいて、このような医者がもっと増えると日本の医療は各段に良くなると思います。

私は自分が地域医療医でよかったと感じています。自分の使命として天職だと考えながら仕事をしています。患者さんの顔を見ながらこの人にとって、必要としている医療とは?を一人一人の患者さんに考える必要があることを面白く、ここに地域医療の必要性を感じます。「病気を診断して治療する」範囲におさまらないのが医療です。ましてや大病院と異なり地域医療では医療資源は豊富ではありません。患者さんを搬送するにもかなりの時間を要する医療過疎地もあるのです。医学生として医療を見ていると大学病院こそ「ＴＨＥ・医療」のように感じるかもしれませんが地域から見れば人材や資源が豊富な大学病院は特殊と感じます。しかし足りない中で何が最善かを考えるのもまた楽しいのです。検査ばかりして診断がつかない患者さんの診察を依頼された時に、診察だけで診断できるのは診断医としてのプライマリケアの能力だからです。

この本を書きたいと思った理由は2つあります。まず、ひとつは一般の方向けに地域医療医の仕事内容を知っていただくこと。何を考えながら患者さんを診察しているのかを知っていただくことです。

次に医学生や将来地域医療を目指している若い医者に対し以下の内容を知っていただくために書きました。現状の教育の問題点、地域医療で必要な医療倫理や診断アプローチ、救急初療についてです。どういう問題がありどうしてそう考えているのかをわかりやすく書いたつもりです。

いずれも私が経験した患者さんの例を挙げながら説明しています。少しでも興味を持っていただきたく、できるだけ難しい医学用語を使わないという心がけをしたつもりです。

CONTENTS

CONTENTS

1

医療介入の功罪

寝たきりの高度認知症の患者さんが食欲低下で入院となった時に、医者はどこまで検査して治療介入するのが良いのか悩みます。医学の究極の目的はその医学的介入によって〝患者さんが幸せになるかどうか〟で判断します。しかしこの「患者さんの幸せ」の定義は個々の状況で異なります。心臓さえ動き続ければいいわけではありません。（それを希望するご家族もいますが）一昔前は癌で死にゆく患者さんにも心肺蘇生処置が行われていました。本人にとっていろいろな管を体の中に入れること、検査をすること自体が苦痛となりえます。

高度認知症がある時は「この医療介入はあなたにとっての幸せに繋がりますか？」という質問に本人から返答をいただけません。それでも本人に最低限の苦痛でできる検査は行いますが、検査して原因が見つからない時は老衰で食べられなくなっているだけの可能性があります。

多くのご家族は無理な延命のための（胃に栄養剤を流し込む）胃瘻は希望されません。しかし親の年金で生活している（と思われる）ご家族から時として、「どこまでも死なないようにしてほしい。」という希望をされる方がいます。

患者さん本人にとっての幸せではなく自身の生活のために延命を希望されるのです。埼玉県ふじみ野市で訪問診療の医師が殺されるという事件がありました。犯人は92歳の母親にたいする医療に不満を持っていたようです。（真偽は不明ですが）胃瘻や心臓マッサージを希望したとの情報もあります。

人の死亡率は１００％です。この流れは変えられません。患者さんのために治療するのか、ご家族の満足のために治療するのか難しい問題です。訪問されていた先生は倫理観が強く患者さんのためとして心臓マッサージや胃瘻を行わない判断をされたのかもしれません。患者さん本人が介入を拒否している場合や、高度認知症のために会話不能で本人の意思が確認できない時は医学的にはそれが正しいと思います。医療介入によって体に苦痛を受けるのは患者さん本人です。医者の保身のために、胃瘻の造設や心臓マッサージを行うことは倫理的ではありません。しかしこのような事件があると（もし自分なら）保身に走らざるを得ないのかと悩みます。

2

臨床倫理の4分割表

一昔前の医療はパターナリズム（家父長主義）の考えで医者が方針を考えていました。

「わしの言うことが聞けないならもう、病院に来なくていい！」

というような医者の態度に繋がります。さすがに現代でこのような医者はいないと思いますが…

医者が患者さんの方針を決める時に、医学的なエビデンスだけを考えて治療方針を決めているわけではありません。

どういう要素を考えているかというと
①医学的な適応　②生活の質・活動度　③患者さんの希望　④生活環境やご家族の意向
それらを踏まえて考えています。この4つの要素を一覧にしたものを「臨床倫理の四分割表」と言います。

エビデンス（臨床研究）の使い方を理解できていない若い医者に出会うことがあります。ＥＢＭ（エビデンス・ベースト・メディスン）というと患者さんを皆、同じ治療ラインに乗せることと勘違いしているのです。そのような医者は「ガイドラインにそう書いてある」ということを根拠とします。ＥＢＭの目的は治療の統一化ではありません。ＥＢＭの使い方はこの「ガイドラインを自分の患者さんに当てはめて良いのだろうか？」という「個別化のプロセス」を考えていることが重要なのです。私はこの個別化のプロセスに臨床倫理の４分割表を利用します。患者さんは何歳か、誰と同居しているのか、薬の管理は自分でできるのか、活動度はどれくらいか、治療のアウトカムは何を診るのか、薬のコストは（患者さんの経済状況は）などの個々の患者さんの背景を考慮した方針決定ができることがＥＢＭの根幹です。

例えば臨床研究で有効性が認められていても本人やご家族が希望しない時、経済状況から介入が難しい時、薬を自己管理できない時などではエビデンスがあっても介入しない、できない時があるのです。医者自身もエビデンス以外で方針に迷う場合があります。その際は、本人・ご家族に加えて看護師さん、薬剤師さん、理学療法士さん（作業療法士さん言語療法士さん）、社会福祉士さん、時には事務の方にも集まってもらい一堂に会して会議（多職種カンファレンス）を開き方針を決定します。

若い医者にはエビデンスや技術ばかり追い求めるのではなく、実際に患者さんの方針がどのように決まるのかを感じてほしいと思います。地域医療を行う上ではこのような考え方が重要です。

3

ポリファーマシー

医者は薬を開始する閾値は低いですが、薬を止める閾値は高いです。
（一度始めた薬を止めにくいということです）

私は研修医に
「薬を開始するなら何日後に効果判定を、どういう要素で判断するか、無効の場合は必ず処方を中止しなさい」と説明しています。それが投与を開始する医者の責任です。

例えば前立腺肥大症で通院中の患者さんが薬を服用しているとします。

患者さん「先生、最近めまいがするのだけどめまいの薬出してくれない？」
などというと抗めまい薬が処方されたりします。しかし前立腺肥大の薬の副作用でめまいが出現している可能性を考えるべきです。

皆さんにお願いです。かかりつけの先生に「薬を処方してほしい」という前に、「この症状は今服用している薬が原因でないか？」という質問を先にしてください。それが賢い医療のかかり方です。

そうでないとAという薬の副作用にBという薬が処方されて、さらにその副作用にCという薬が処方されることが起こりえるのです。これをポリファーマシーと言います。無駄な薬がたくさん処方されて薬害の原因となります。

また薬の投与には優先順位があります。例えばガイドライン上ではその病気に対しその薬を投与することは正しいのですが、他の投与されている薬との比較で優先順位が低ければポリファーマシーのデメリットを考えてあえて投与しないということを考えるのが正しい医療と思います。しかし複数の専門医に診てもらうとそれぞれの専門医は自分が診ている病気の優先順位が一番高いので、他の科から処方されている薬と比較して優先順位を考えてあえて投与しないという選択をしにくいのです。（違う病気を複数の医者に診てもらうデメリットです）

本来はよほど高度医療が必要な場合以外は、一人の総合医が全体を判断して優先順位を決めたほうが〝あえて〟投与しないという選択をとりやすいのです。患者さんは複数の専門家に診てもらう方が安心と考えるかもしれませんが。それが可能かどうかはその総合医の能力によります。

80歳の患者さんに複数の診療科から15種類の薬剤が投与されているのを診たことがあります。これでは薬の相互作用が無い方が不思議です。私は患者さんに薬の副作用の観点から優先順位の低い薬の中止を提案しました。しかし患者さんの中には薬が大好きな人がいます。一度始められた薬を中止することを提案しても、前から服用しているからと言って中止を拒否されることもあります。だからこそ始めた医者の責任としてどうなったら中止するかを考えておくべきだと思うのです。

4

検査の偽陽性

健康診断で赤字があるとギクッとしませんか？血液検査で赤字の異常値は病気なのでしょうか？〝検査値異常〟＝〝病気〟ということではありません。（病気の可能性もありますが１００％そう解釈するのではないということです）

検査値異常をどう解釈するかには問診と診察が必要となるのです。病気ではないのに検査値に異常がでることを偽陽性と言います。どんな検査にも必ず偽陽性があります。

医者は偽陽性を見ているのか本当に病気を疑わなければいけないのか考えながらアプローチしています。偽陽性は病気の幻を見ている状態ですので、幻を追いかけて検査を追加しても無意味です。この偽陽性を追いかけた結果、検査による合併症で患者さんの状態が悪くなることもあるのです。患者さんは「検査をしてもらったほうが安心だ」と言いますが、医者は偽陽性かどうか悩む機会が多くなるので不必要な検査は行いたくありません。

だからと言って健康診断の赤字をそのままにするのはおやめください。必ずその赤字をどう解釈するのかを担当医にご相談してください。

5

過剰な検査のデメリット

患者さんがある症状で病院を受診していろいろ検査が行われました。検査をしているうちに症状が改善しました。しかし検査の異常を見つけてしまいました。

「検査の偽陽性」でも述べましたが症状と無関係の検査異常を見つけてしまうと、介入が必要かどうか悩むので不必要な検査はするべきではないと思います。（「患者さんは検査したほうが安心だ」と言いますが…）

患者さんの症状は改善しており、検査の異常と症状は関係がないと思われます。無症候の検査異常は治療したほうが良いのでしょうか？　治療する目的は将来の病気の発症を予防するという目的になります。

この患者さんの治療はカテーテル（血管の中に細い管を入れて治療）を使って行われることになります。カテーテル治療は比較的安全とは言え全く合併症のない治療ではありません。繰り返しますが患者さんは無症状で現在何も困っていません。

その患者さんはカテーテル治療を受けることになりました。治療終了後、カテーテル治療によると思われる塞栓（動脈硬化のカスが血流にのって流れていくこと）を起こし、腎障害　腸管壊死　下肢潰瘍を形成し苦しむこととなりました。

症状と無関係の検査異常に過剰に介入するデメリットです。「そんなのは稀な出来事だ」そう思われる方は治療すれば良いと思います。

過剰な医療介入が患者さんを不幸にすることもあるのです。そして医者はそれを自覚するべきです。〝医者はよかれと思って患者さんに害をなす〟可能性について。

6
賢い医療の選択（choosing wisely）について

「風邪」は一般的に使用される用語ですが、その正体は「ウイルスによる鼻咽頭炎」です。ウイルス感染症に抗菌薬は無効です。抗菌薬はウイルスではなく細菌に対して使用する薬です。今から30年ほど前までは、風邪の症状の患者さんに抗菌薬を処方するということが行われていました。

当時は医薬分業も進んでおらず、薬を処方すれば薬価差益でクリニックが儲かるという構造もありウイルス感染に抗菌薬が処方されていました。不必要に抗菌薬を多用すると耐性菌の出現の原因となります。

２０１１年に「賢い医療の選択」（choosing wisely）という言葉が初めて使用されました。米国内科専門医機構財団（ＡＢＩＭ）が始めたキャンペーンです。「根拠が乏しいにもかかわらず実施されている過剰医療を見直す」という活動です。日本にもchoosing wisely Japanのホームページがあります。感染症医の教育やchoosing wiselyの影響もあり「風邪」に抗菌薬は処方されなくなりました。

例えば米国では高齢者の不眠に対し一般医がベンゾジアゼピン系の向精神薬を処方してはいけません。ベンゾジアゼピン系の薬は精神依存や高齢者が転倒しやすくなるというリスクがあります。しかし日本の病院では今でもたくさん処方されています。クリニックレベルでもたくさん処方されていると思います。

前医から引き継いだ患者さんでベンゾジアゼピン系が処方されていると、私は外来で患者さんに「依存や転倒の原因になるから他の薬に変えましょうか?」と提案します。しかし患者さんは「以前からこの薬が処方されていて無いと眠れないからこのままでいい」と言います。精神依存かもしれません。

患者さんから見れば医者が処方してくれる「ベンゾジアゼピン系」を服用するとよく眠れるのであの医者は「良い医者」だということになるのでしょう。しかし私のようにchoosing wiselyを考えて他の薬に変えようとすると「薬を変えたから眠れなくなった」と言われ悪い医者に分類されるのかもしれません。正しい医療とは何なのでしょうか？

医者は〝良かれと思って患者さんに害をなす可能性〟について常に考える必要があると思います。

7

医者が患者さんの訴えを診断するプロセス

医者が患者さんの訴えに対して病気を考える時、当然ながら「頻度の高い病気」「見逃してはいけない命に係わる病気」を最初に考えます。そしてこれらを除外できれば「頻度の低い病気」を考えていきます。考える病気には優先順位があるということです。見逃すとすぐに命に係わる病気はたった1回の診察で診断できなければいけません。しかし頻度が低く、命にかかわらない病気は1回の診察で診断することがほぼ不可能です。

例えば心筋梗塞は比較的頻度が高く、見逃して患者さんを帰宅させると命に係わるのでほとんど全ての内科医や救急医は心筋梗塞かもしれないという心構えで診察しています。

同じ病気でも症状の出かたが同じとは限りません。心筋梗塞でも「お腹が痛い」「あごが痛い」「歯が痛い」「胸が痛い」「動悸がする」「動くと息が切れる」など症状が多彩です。これら全ての症状を訴えるわけではありません。どれかひとつしか訴えないかもしれません。

皆さん歯が痛いと内科に受診せず、歯科を受診しますよね。よほど優れた歯科医の先生でないと心筋梗塞かもしれないから内科に行った方がいいとは言ってくれないと思います。症状だけで病気を考えるのは難しいのです。だからと言って「歯が痛い」患者さんが全員、心筋梗塞かもしれないと考えて心電図や心臓のエコーの検査が必要なわけではありません。

そのための問診と診察です。例えば糖尿病　コレステロール異常　喫煙　肥満　高血圧はいずれも動脈硬化から心筋梗塞に至る因子です。これらの因子がある患者さんが歯痛を訴えて、歯医者で異常がありませんという結果であれば内科医は（心筋梗塞かもしれないと考えて）ドキッとします。症状の出方も大事です。心臓や血管の病気は何時何分突然に症状が出ることが多いです。しかしこれらもあくまで参考です。（徐々に増悪する症状の心筋梗塞患者さんもいます。）ましてや自分の症状を訴えることができない高齢者では診断が遅れてしまうのは仕方ありません。症状を訴えられなければそもそも病院には行きませんので。

もともとの背景（既往の病気）や症状の出方、他にどんな症状があるのか？　と診察の結果を合わせて心臓血管系、消化器系、神経系、内分泌系…と病気をわけていって、必要な検査を決めていきます。問診や診察を行わなければこれらを振り分けることができません。そうすると「下手な鉄砲も…」と同じで検査の乱れうちを行うこととなるのです。（どの検査が必要でどの検査が不要か判断できていないということ）

緊急性の高い病気はゆっくり問診している時間もないので、検査を進めながら同時に問診します。医者が問診で根ほり葉ほり聞くのはこういう理由からです。

決して検査だけで病気の診断ができるわけではありません。

8

ひとつ見つけたからといって…

ある症状を訴えて患者さんが来院しました。
診察を行って検査を提出し、病気を診断できたとしましょう。
「めでたし　めでたし」でしょうか？
「ちょっと待った！　本当にそれでいいのか？」と立ち止まって考えます。
特に患者さんの背景や症状の出かたが特殊（非典型的）な場合は。

胸痛で患者さんが来院したとします。
「心筋梗塞」と診断しました。心筋梗塞のリスクに糖尿病、コレステロール異常、高血圧、肥満、タバコなどがあります。私が今まで経験した典型的心筋梗塞の患者さんで一番若い方は38歳でした。上記リスクが全てありました。

20歳の方で上記のリスクがない患者さんに心筋梗塞が起こることはまずありません。もし20歳でリスクのない方に心筋梗塞を発症した人がいたとしたら心筋梗塞を見つけたからと言って安心してはいけません。その心筋梗塞を起こすもうひとつ上位の病気を探す必要があるからです。例えば動脈が裂ける病気（動脈解離）です。これは心筋梗塞の原因になります。そして若い方に動脈解離をおこす病気として特殊な病気（エーラースダンロス症候群などの血管の病気）を考えるのです。

血液の病気が原因で血栓ができやすくなることもあります。この血栓が原因で心筋梗塞が発生することもあります。高齢者で心筋梗塞の診断から血液の病気（骨髄増殖性疾患）が見つかったという例もあるのです。

多くの場合、急性膵炎の原因はアルコールです。しかしアルコールを飲まない患者さんに急性膵炎が起きたならそれは非典型的です。だから急性膵炎を起こす別の原因があるのではと考えなければいけません。膵臓の消化液がとおる道（膵管）の異常（膵管合流異常）

などを探すこととなります。

ひとつ見つけたからといって安心してはいけないのです。

9

入院によるせん妄

ご高齢の方は病気で入院すると「せん妄」を起こします。

せん妄とは短時間で変動する意識障害　集中力障害　思考力障害を言います。このせん妄には「低活動性せん妄」と「高活動性せん妄」、その「混合型」があります。

低活動性せん妄とはぼんやりしたり、表情が乏しくなったり、食欲が低下したりの症状が出現します。

高活動性せん妄とは落ち着きがない、興奮状態（暴言　暴力）、幻覚などの症状が出現します。

若い方ではあまり経験しませんが、高齢者にとって（病気＋入院）はせん妄のリスクとなります。また、医療者の間ではせん妄は死亡のリスクだと考えられています。高齢者のご家族は入院するほうが安心だと言いますが、医療者は入院→せん妄→転倒→骨折→寝たきりのリスクと考えており不必要な入院は避けるべきと考えています。

入院は本人にとって非日常です。入院すると時間や場所の感覚がなくなります。せん妄が起きると自分どこにいるのかわからなくなります。なぜここにいるのかもわからなくなります。自分がどういう状態なのかもわかりません。夜中に点滴を引っこ抜いて、「自宅に帰る」と暴れまわる方もいます。病院から警察に電話をかけて「拉致されている」と通報した方もいます。しかし、翌日になるとケロッと忘れてもとに戻るのです。(短時間で変動することがせん妄に合致)

せん妄は予防が大事です。カレンダーを置いたり、時計を置いたり、難聴の方は補聴器を使用してもらう、視力の弱い方は眼鏡を使ってもらうなども予防に重要です。新聞を読む、テレビを見る、本を読む、ご家族と会話するなどはせん妄の予防に重要です。

私は高齢者の患者さんの回診では本人に「おはようございます。調子はどうですか?」の質問の後、「○○さん、今日は○月○日○曜日です。今○○時○○分です。こういう症状で病院に来られてこの病気のため今、こういう治療をしています。症状が改善してごはんが食べられて、歩けるようになったら退院ですよ」と状況説明を行います。回診のたび毎回です。時には1日2~3回説明します。ひとたびせん妄になってしまうと前回説明したことを忘れてしまうからです。

せん妄を引き起こすリスクとしては医療介入も原因となります。点滴、膀胱に入れる管、血管カテーテル、心電図モニターなどはせん妄の他にベッドで寝たきりとなるリスクです。医療介入は患者さんのデメリットにもなりえるということです。「医者は良かれと思って患者さんに害をなす可能性」を考えています。毎回、回診のたびに点滴を終了できないか?膀胱の管を終了できないか? 血管カテーテルを終了できないか? 心電図モニターを終了できないか? を考えます。早期にリハビリ介入して歩いていただくことも大事です。

急性期には必要な治療介入を行いますが、不必要になればすぐに中止するという姿勢が必要です。若い医者はこの姿勢が不十分です。病気を治療するだけではなく患者さんを治療するという姿勢に繋がります。

患者さんにとって、早く退院して家に帰りたいという希望がリハビリへの意欲に重要です。このまま病院にいて料理が自然に運ばれてきてベッドに寝ている状況が楽だと考えてしまうとリハビリの意欲に繋がりません。そうなると活動度は低下したまま寝たきりとなります。

医者にとって高齢者は入院すること自体がリスクだと考えるのはこういう理由からです。

10

訪問診療での話

医療過疎地域で訪問診療をしていた時の話です。「訪問診療」とは医者が定期的に患者さんの自宅まで行き診察することです。これに対し体調が悪くなった時に、患者さんからの依頼で自宅に行って診察することは「応診」と言います。

90歳台の高齢夫婦を市役所の地域課スタッフからの依頼で訪問診療することとなりました。長男との3人暮らしですが長男は腹膜透析患者さんで、両親の面倒を見られるほどの余裕がない状態です。夫の方は比較的認知機能は保たれていますが、妻は高度認知症があり、家事、炊事はできません。夫は自宅周囲には一人で外出できますが、妻は自宅内程度の活動度です。夫婦の食事は親戚が毎日自宅まで届けているそうです。初めて自宅を訪れた時の自宅の様子はかなり荒れ果てていて、年季の入った木造2階建ての家でした。野良猫が家の中を徘徊しています。床には食べかけの食事が散乱しています。机の上には新聞や食べかけのお菓子などで雑然としており、ヘビの脱皮した痕が残っていました。

夫は薬を飲みたくないからと医療介入を拒否しています。妻の面倒は自分がみるからと、市役所や医療者の介入を拒否する姿勢です。夫に医療介入を拒否する理由を尋ねたところ、「長生きなんかしたくないのに医者に診てもらっても仕方がない。早く死にたい。」との理由でした。私は夫の希望を第一に考えるので診察はさせてほしいと頼みました。まずはゴールを共有化する必要があります。その結果「訪問診療は受け入れるが薬は投与しない。いよいよ動けなくなり、意識状態が悪くなれば入院はするが生きるための治療は拒否する。苦痛は最大限取り除く。」との点で一致しました。

訪問診療を受け入れるとのことだったため妻も同時に診察は受けることになりました。妻はデイサービスやショートステイを受けることが可能でした。しかし、夫が「自分の元に置いておきたい」との理由で介入を拒否する姿勢であったため、市役所スタッフと相談し定期的に巡回しタイミングを見計らい改めて提案していくこととなりました。夫は風呂に入る気力がないとのことで入浴や清拭をしておらず慢性的に皮膚のかゆみを訴えていました。健康上のことで困っていることはないかと尋ねると「皮膚のかゆみをどうにかしてほしい」とのことでした。そこで訪問入浴サービスについての提案を行いましたがこれも拒否されました。拒否の理由は他人が自宅の中に入ることが受け入れられないとのことでした。荒れ果てた自宅内の清掃についても市役所スタッフの提案は拒否されました。

その後、診察と安否確認を兼ねた訪問診療を行っていくうちに、徐々に医療者や市役所スタッフに感謝の気持ちを示し始め、介入を受け入れてよかったとの気持ちを確認できました。

訪問診療の開始から約5か月が経過したころ自宅内に夫がいないため親戚が付近を捜索し、屋外で倒れているところを発見されました。ドクターヘリにて搬送となりましたがそのまま死亡確認となりました。その後妻については施設入所が可能となり訪問診療は終了となりました。

医者の仕事は患者さんを長生きできるようにすることだけではないと痛感しました。大病院で高度医療だけを行っていると、「病気を見つけて治療すること」が医者の仕事だと思い込みがちです。若い医者には医療過疎地域の医療の現実を知ってほしいと思います。

患者さんからの信頼をえるためには患者さんが医療に何を期待しているのかを確認する必要があります。医者の独善で患者さんに害を与えないようにしないといけません。病気を見つけても高齢を理由に治療介入をすることができない場合があります。日本の高齢化を考えた時、病気を見つけて治療することしか考えない医者だけでは成り立ちません。全ての医者が医療過疎地で2年の研修を受けることを義務化すれば良いと思いますが暴論でしょうか？　高度医療を学ぶのはその後でも良いのではないでしょうか？

11

アドバンス・ケア・プランニング

「自分が元気（自分で意思決定ができる能力がある）なうちに人生の最終段階になった時の医療・ケアについて話し合っておくこと」をいいます。

医療やケアは〝ご本人の幸せのため〟の方法であるべきですが、時に本人に苦痛を与えることもあり得ます。そのため最終段階になって苦痛を伴う処置（過剰な医療・ケア）を行うことが本人にとっての幸せにつながらないことを想定しています。

人生の終末段階になると意思決定能力が低下し自分では判断できない状況になることが多いため意志決定能力があるうちに話し合いをしておきましょうということです。話し合いはご家族も交えて行います。ご本人の希望をご家族に知っておいてもらわなければご家族も納得できません。

アドバンス・ケア・プランニングを表明しておかなければ希望しない医療・ケアが行われるかもしれません。寝たきりで意思疎通が取れない患者で希望しない点滴や胃瘻、心臓マッサージなどが行われてしまうかもしれません。

「こんなに元気なのに縁起でもない」と考えられるかもしれませんが、元気だからしておかなくてはいけないのです。高齢者に限りません。元気な若い方でもご家族と万が一の状況について話し合っていただくことは重要です。

以前は癌で死にゆく患者さんにも心臓マッサージが行われていました。死ぬことが決定しているのにご家族に納得してもらうための儀式的な処置として行われていたという側面があります。しかし不必要な処置をして苦しむのはご本人です。

現在では亡くなる可能性が高い時はあらかじめ本人・ご家族に医師から説明し、話しあいます。

しかし、差し当たってすぐに命に係わる状況ではなくても意思決定能力があるうちに話し合うのがアドバンス・ケア・プランニングです。

意志決定能力のない患者さんがあらかじめアドバンス・ケア・プランニングを表明しておかなければ人生の最終段階の医療・ケアの判断はご家族に委ねられます。ご家族はそんな重大なことを本人に代わって判断できないと考えられる方もいます。過剰な医療やケアでさえ中止することが「本人を見捨てる」ことに繋がると罪悪感で悩まされる方もいます。根底には「医療・ケアは本人に害になるはずがない」と考えられているからかもしれません。

親の年金をあてにして生活している人は年金のお金欲しさにどこまでも医療介入を希望する方もいるのです。寝たきりで意思疎通が取れない状況なのに生かされ続けることは本人にとっての苦痛に繋がるかもしれません。

12

神経性食思不振症の患者さん

6月のある日

「このままだと死ぬ可能性が高いと思いますよ」

入院を拒否する30歳の女性患者さんと母親に向けて私は言いました。患者さんにとっては衝撃的な言葉かもしれません。患者さんは身長160㎝なのに体重が30kgしかありません。診断は神経性食思不振症（拒食症）と呼ばれる病気です。

精神科の先生と内科で一緒に外来で診察していました。神経性食思不振症は死ぬこともある病気です。そのことも伝えた上で状況が悪くなる患者さんには衝撃的な言葉を使います。医者には、患者さんに自傷他害（自分や他人を傷つけ生命を脅かす危険性）の可能性がない時は強制的に入院させることはできません。同意が必要です。

「でも、もう少しで学校の実習があるので入院は先に延ばしてください」

調理師の学校に通っているそうです。これだけ強い言葉を使っても何かと理由をつけて入院を拒否します。この拒否自体も病気のせいなのかなと思います。

拒食症の患者さんは病状が悪くなると頑なに医療を拒否する傾向がある気がします。（俗な表現では性格が悪くなる）しかし精神科の先生との連携がうまくいき入院治療が終わり半年ぶりに会ってみると信じられないくらい表情が穏やかになって頑なな性格もよくなっていることがあるのです。

患者さんが退室した後、母親に

「かなり状況は悪いですよ。1週間入院が延びる毎に死ぬ確率が上がると思ってください」

と伝えました。

母親も本人を説得しきれません。9月半ばの日曜日にいよいよ動けなくなったからという理由で救急車に乗り来院し入院となりました。私が入院を勧めてから3か月近くが経過していました。意識ははっきりしています。

入院して栄養状態をよくするために鼻からチューブを胃に入れ栄養剤を流します。急に高カロリーを摂取すると体に良くない反応が起こるためカロリーは数日かけて徐々に上げていきます。安定していると思っていたのですが、呼吸状態が悪くなったため胸のCTを撮影したところ肺に空洞病変がありました。アスペルギルスというカビが肺に感染していることがわかりました。

治療を開始し一旦よくなりかけていましたが、ある時看護師さんから

「目がうつろで呼吸状態が悪いです」

と連絡を受けたので病室に行くと明らかに呼吸不全です。

看護師さんに「モニターつけてください！　酸素全開！　集中治療室に行って人工呼吸器を使います」と指示を出し、病室に付き添っていた母親に「危険な状態です」と説明し

ました。集中治療室に到着し口から管を入れていた時に脈拍を触知しなくなりました。研修医に向けて「心臓マッサージ開始」「アドレナリン投与」と伝えました。心肺蘇生の開始です。

そのまま30分間心肺蘇生を行いましたが心拍が再開することはありませんでした。

「○○時○○分　死亡確認いたしました」

とご家族に告げました。母親の泣き叫ぶ声が集中治療室中に響き渡ります。

30歳という若い命を救えなかったのは医者としても苦しい時です。「やはりあの時入院していれば…」

その気持ちがずっと心に残っている患者さんです。神経性食思不振症（拒食症）は怖い病気です。

13

当直中の話

都会の大病院で夜の当直中です。

当直中は自分が普段見ていない他科の患者さんについても相談されます。

34歳女性

膠原病の全身性エリテマトーデスという病気のため入院中です。

患者さんの血圧が高く、頭痛があるとのことでAM0時にナースステーションから診察依頼です。夜の当直医は緊急事態かどうかの判断に迫られます。

血圧は200mmHgくらいあるとのことです。意識や酸素　脈拍　呼吸数は問題ありません。

ベッドサイドに行きました。本人はしっかり話ができます。朝から徐々に頭痛が増強。両側のこめかみ部分が痛いとのことです。血圧の推移をみると朝から血圧160-180mmHgで推移しています。夕方からさらに上昇傾向です。

眼がなんとなくぼやける気がするとのこと。視力や視野を確認しましたが異常ありません。眼球の動き、光に対する瞳孔の反射なども確認しましたが異常なし。診察からはクモ膜下出血や脳出血を疑う所見はありません。

一般的に高血圧の管理については症状が無ければ慢性管理として緊急に血圧を下げる必要はありません。しかし急激な血圧上昇で臓器障害が出現している状態を「高血圧緊急症」と呼びます。この患者さんの現在の症状が血圧上昇に基づくものかどうかは治療してみて症状が改善するかどうかで判断するしかありません。

血圧の上昇と症状の出現が並行しているため私は「高血圧緊急症」と判断しました。

急激に血圧が上昇する理由については夜間の当直医は判断することができません。まずは対症療法で安定させる必要があります。点滴による持続的降圧剤を開始しました。

1時間後の血圧がどれくらい下がったか？
その時に頭痛の症状がどうなったか？
を確認する必要があります。

1時間後血圧は160mmHg程度に下がりました。経験上、高血圧緊急症の場合は血圧を低下させると症状がすぐに良くなるのですがこの患者さんでは頭痛が続いているとのことです。嫌な予感がしました。「おかしいな。診断が間違っているか？」と考えていると…

「先生、患者さんが「けいれん」しています!!」と看護師さんから。

まずは緊急対応です。

呼吸と循環を安定させて「けいれん」を止める処置を行います。
「アンビューバッグください。　ルートを確保してください。　モニター装着してください。」「ルート取れたらジアゼパム（抗けいれん薬）投与」

夜間に患者さんが急変すると人的労働力（マンパワー）が少ないためすごく緊張を強いられます。薬を投与すると「けいれん」は止まりました。頭部のＣＴを撮影したいのですが途中で急変するといけないので挿管しました。（確実な気道確保のため）

医者はまず、何か薬剤を投与して患者さんの状態が悪くなると自分が投与した薬剤が原因ではないかと考えます。１時間前に降圧剤の注射を開始しているので「薬剤が原因か？」と焦りました。（結果的には違いましたが）

頭部ＣＴでは脳出血はありません。

さて診断は？

最終診断：「可逆性後白質脳症（ＰＲＥＳと言います）」

血圧高値以外にも周産期や薬剤が原因となって起こりえます。

脳の後ろ側で血管のバリアが破綻し水が漏れ出るイメージです。頭部ＭＲＩで診断します。

この患者さんの場合、「高血圧緊急症」が進行し「高血圧脳症」という状態だったと考えています。一般的には適切に管理すると後遺症なく良くなるようですが一部後遺症が残ることもあるそうです。

翌日には頭痛が改善し意識もしっかりしていたので管を口から抜きました。

後遺症はありません。（あーっ、良かった）

14

外来での話（毛穴から虫が…）

60歳　男性
問診表に目を通します。
主訴：毛穴から虫が出てくる
（何だ、この訴えは？　寄生虫か？）
そう思いながら患者さんを呼び入れます
「○○さ～ん、診察室にどうぞ」

作業着姿の中肉中背男性がしっかりした足取りで診察室に入ってきました。見た目は白髪交じりの人の良いおじさんという風貌でした。
患者さん「先生、毛穴から虫が出てくるんだよ。もう気持ち悪くって」

私「いつからですか？」
患者さん「今日の朝から」
私「どこの毛穴ですか？」
　そういうと患者さんはおもむろに右手を左腕に持っていき、何かをつまむ動作をしました。
患者さん「ほら、これ。みて。」
　腕を伸ばして私に見せてくれます。
私「どれどれ⁉」
　何もいなさそうだけど、私が見えないくらい小さい虫なのか？　そう思っていると患者

さんはまた同じ動作をして
「ほらっ！　ここにも」
やはり何も見えません。

私「看護師さん、見える？」
看護師さん「見えないですよね～」

首を横に振りながらそう答えました。
ピーンときました。

私「わかりました。まずオシッコの検査をしてみましょうか？」

そういって患者さんを診察室の外で待つように説明しました。

尿による薬物検査を行ったところメタンフェタミンが陽性となりました。そう、覚せい剤の幻視でした。医者には患者情報の守秘義務があります。警察に通報することはできません。

私「多分、使っているお薬の影響じゃないかと思いますよ。」

「明日精神科の先生にも相談してみましょうね」

と説明して診察を終了しました。

入れ墨が入っているわけでもない、普通の気のいいおじさん風ですが覚せい剤がこんな人にも蔓延しているのかと驚きました。

最終診断：「覚せい剤による幻視」

15

外来での話（健康診断異常の患者さん）

内科の外来です。「50歳男性の健診異常か」（私より若いなぁ）

そう思いながら患者さんを診察室に呼び入れました。

「〇〇さーん、どうぞ」「健康診断で尿タンパクが引っ掛かったのですね。」

検査結果を見ると

尿定性検査　タンパク（＋）

とかかれています。

私「何か症状はありますか？」

患者さん「何もないですよ」

この場合の尿定性検査とは「試験紙法」といって尿に試薬が塗られた紙を浸して色の変

化で（－）～（4＋）などの指標で表記されます。
（－）は「タンパクが出てない」
（4＋）は「尿にタンパク質がたくさん出ている」
を意味します。

「どれくらいの量のタンパク質が尿に出ているのかを知りたいので尿の検査を行いますね」
そう言って患者さんを検査室に案内しました。この結果はすぐに戻ってきました。
尿タンパク定量結果　3.0g/gCre
私は眼を疑いました。定性検査で（＋）しか反応がないのに尿の定量結果で3.0g/gCreは量が多すぎます。私はある病気を疑いました。タンパク質は大きく分けて「アルブミン」と「グロブリン」に分けられます。尿の試験紙法は一般的に「アルブミン」を検出すると言われています。ということは？

試験紙法ではあまりアルブミンを検出していないのに、定量法では大量のタンパク質を検出しているのでこの患者さんの尿のタンパク質は「グロブリン」ということになります。尿にたくさんのグロブリンが漏れる病気は「多発性骨髄腫」です。血液検査の追加を行いました。

多発性骨髄腫は血液の中の細胞が異常増殖する病気です。診断の確定には骨髄検査が必要です。残念ながらやはり診断は「多発性骨髄腫」でした。血液内科で治療することとなりました。

最終診断：「多発性骨髄腫」

内科系の健康診断異常の診察は基本的にプライマリケアを学んだ総合内科・総合診療・家庭医療の医者が行います。しかし時として専門分野しか学んでいない医者が片手間に初診外来を担当しているのを見かけます。専門外分野は自分では診断できないので高度医療機関に丸投げしていることが多いようです。しかし何科の専門医に相談していいかわから

ないので紹介された医者が混乱をきたします。（これではプライマリケアの意味がありません）

16

外来での話（眼科の病気じゃないの？）

内科の外来です。問診表に目を通します

58歳男性

主訴：見えにくい

「〇〇さん、診察室にどうぞ」

そういうと患者さんは自分で歩いて元気（？）に診察室に入ってきました。

患者さん「なーんか、この辺が見えにくいんだよね」

といって患者さんは両手を広げて目の前の少し左側でぐるぐる回しています。

私「いつからですか？」

患者さん「昨日午後、シイタケを取りにいったんだよ。」
「帰ろうとして坂を下り始めてから」

手足は動くから麻痺はなし。理解も良好。言語も良好。血圧　脈拍　酸素も異常なし。

私「じゃあ、この文字を読んでください」

そう言って近くにあったパンフレットの文字を読んでもらいます。すると、自分の視野の右側で文字を読もうとしています。（ん？　視野がおかしいのか）簡易的に視野の異常があるかどうかをみるため、私は患者さんの対面の位置に座りました。患者さんに右手で右眼を隠してもらいました。左眼だけで私の鼻先を凝視してもらいます。私は自分の左眼を閉じて、右眼だけで患者さんの眼の動きを観察します。これで私は患者さんと同じ視野が見えているはずです。私は自分の両手を視野の右側と左側に広げ、一方の人差し指をクイッと動かします。

「右、左　どちらの指が動きました？」

この診察を左右両方の眼で行いました。

どうやら右眼も左眼も視野の左側が見えていないようです。このような状態を「同名半盲」（どうめいはんもう）と言います。

私「頭のＭＲＩを撮影しましょうか」

患者さん「わかりました」

脳の後ろ側（後頭葉）に眼の神経が集まって見えたものが脳に反映されます。「同名半盲」は後頭葉の異常を示唆する所見です。案の定、後頭葉に脳梗塞の所見を見つけました。「見えにくい」という症状だから眼科の病気とは限りません。内科の病気でも「見えにくい」はあるのです。

最終診断：「後頭葉梗塞（脳梗塞）」

患者さんは脳神経内科専門医のいる病院に搬送となりました。

この患者さんもやはり診察を丁寧に行うことで病気を見逃さずに済みました。診断に対して自分の立てた仮説が正しいとプライマリケアを行う地域医療医として役割を果たせたと実感します。地域医療を行う小病院では全ての高度治療専門医を配置することは不可能です。医者の給料が高いので費用対効果を考えた時に病院にとって効率が悪いからです。また、全ての小病院にまで高度治療医を配置できるほど医者の数も多くありません。

その代わりに病気を見逃さずに診断できるという能力が重要となるのです。高度治療が必要な場合はスペシャリストに紹介し、残念ながら高度治療の適応外と判断した場合は本人・ご家族に相談の上、対症療法を自分で行うことになります。

17

外来での話（全身がむくんでいる）

66歳の男性　1年前から施設入所中
主訴：全身がむくんできた
（脳梗塞などの既往歴がなくこの年齢で施設入所ってどうしてだろう？　と不思議に思っていました。）

初期研修医に「むくみの原因は？」ときくと「肝臓、腎臓、心臓、甲状腺の病気」をあげます。それ以外にもむくむ病気はあるのですが。

患者さんはベッド状の車いすで施設の担当者に付き添われて入室されました。診察するために患者さんを起こそうとすると、「痛い、痛い」と訴えます。「どこが痛いですか？」と質問すると「全身」と答えます。この場合、医者は患者さんの体をくまなく触って、筋肉なのか？　腱なのか？　関節なのか？　骨なのか？　どこを最も痛がるのかを診察する必要があります。診察すると手関節や肘関節などを痛がります。この患者さんの痛みは筋肉痛や骨の痛みではなく関節痛ということがわかります。

施設の担当者の方に「いつからこんな状態ですか？」と質問すると「入所された時からです」との返事。「いろいろ診てもらったのですが、痛み止めを出されるだけなのです」とのこと。慢性の関節痛があるため「関節リウマチ」を考えて血液検査と関節の超音波検査を依頼しました。結果はどちらも陽性で関節痛の原因は「慢性関節リウマチ」と診断できました。

次にむくみの原因です。血液検査や画像検査を行いましたが、上記に挙げた心臓、甲状腺、肝臓、腎臓は異常がありません。しかし血液の中のタンパク質が低下していました。なるほど全身がむくんでいる理由は「低タンパク」だなと判断しました。血液のタンパク質が低下すると血管の外に水分が漏れ出て「むくみ」の原因となります。でも尿検査ではタンパク質が漏れていないので腎臓が悪いわけではなさそうだ。

次に考えるのは便の中にタンパクが漏れている可能性です。まずは消化状態が悪くてタンパクが吸収されていない可能性を考え、便検査をしますが、吸収障害を示す結果はありません。

最後に残るのは「タンパク漏出性胃腸症」という病態です。これも便の中にタンパク質が漏れる病気です。これはこの病気を疑わないと行わないかなり特殊な検査をします。結果は陽性でした。

最終診断：「慢性関節リウマチの合併症であるタンパク漏出性胃腸症からのむくみ」

1年もの間、診断されずにいたのです。診断への手掛かりは患者さんの痛い所を実際に触って「関節」に異常があると気づけるかどうかです。診察を丁寧に行わずに検査ばかり提出していても診断に至ることはできません。医療資源が乏しい地域医療では医者の視診、聴診、打診、触診がとても重要です。診察を決して侮ってはいけません。

18

外来での話（認知症が心配だから頭のＭＲＩを撮影してほしい）

この患者さんの要求は診察ではありません。検査を希望されているのです。検査にはどのタイミングで行うのが適切かを診察で判断する必要があります。そうしなければ「不安だから、毎日頭のＭＲＩを撮影してほしい」ということに繋がるからです。これは医療費の無駄遣いです。

症状がないのに検査だけを希望するならば脳ドックを受けるべきです。医療費は国民から徴収したお金で賄われています。不必要な検査を行うことで医療費の負担が増します。

診察では「なぜ、自分が認知症だと思うのですか？」「その症状はいつからどういう風に推移しているのですか？」など問診を行い、神経の身体診察を行います。そして本当に進行性の神経疾患なのかを考えます。私が今の段階でＭＲＩは不要と判断しても、患者さんのニーズはＭＲＩ撮影にしかありません。

検査にはそれぞれ「感度」というものがあり、検査で異常が見つからない時に「病気でない」と判断していいか考えなければいけません。検査で全てが決まるわけではないのです。私は患者さんに「ＭＲＩで異常がないからと言って認知症ではないと言い切れませんよ」と説明します。しかし患者さんは納得しません。「撮影しても構いませんが、心配だから１か月後、２か月後と何回も撮影してほしいと言われるのは困りますよ」とあらかじめ釘を刺しておきます。

そしてＭＲＩを撮影しました。「はい、ＭＲＩは異常がありませんでしたよ。でも認知症ではないとは言い切れませんよ」と言って診察を終了します。患者さんのニーズには答えますが、医療としては正しいこととは言えません。困ったものです。

19

外来での話（手足口病だと思うのですが…）

60歳の男性がそういいながら外来診察室に入ってきました。両手と口の周りの皮膚の湿疹で来院しました。

手足口病とはウイルス（コクサッキーウイルス　エンテロウイルス）による感染症で、小児に多い疾患です。口の中や手足に水疱性（水ぶくれ）の発疹が出る病気です。他の人から飛沫（くしゃみ）、接触、糞口から感染します。

医者が患者さんを診察する時に、このような言葉に惑わされて「手足口病」と決めつけてはいけません。病歴では患者さんの「訴え（主訴）」がいつから、どのように、どんな経過をたどっているのかを確認する必要があります。4～5日ほど前から両肩の痛みもあるとのことです。

手足と口の周りの皮膚を診ましたが手足口病ではなさそうです。一般に手足口病は水疱性の発疹（できもの）を認めますが、この患者さんのそれは明らかに水疱を形成していません。両手の指先が薄紫色の「手荒れ」というイメージを呈していました。口の周りのできものも同様です。肩の痛みというのも気になります。

ん？　手のこぶしの関節のところに発赤があるのに気が付きました。

「ゴットロンか？」

頸の周りの皮膚を診ます。やや色素沈着のような赤みがあります。

「ショールサインか？」

このあたりでキーワードがそろい始めます。病気の診断にはその病気で特徴的にみられる異常な診察所見を見逃さない観察力が必要です。①機械工の手　②ゴットロン徴候　③ショールサインをパソコンで検索してみてください。

「皮膚筋炎／多発筋炎」という結果が出てきます。膠原病による病気で炎症性の筋肉疾患です。肩の痛みも筋肉の病気ということと合致します。この皮膚筋炎を疑った時に血液検査でＣＫ（クレアチンキナーゼ）という数字が上昇しているかどうかが気になります。筋肉に炎症がある疾患では一般的にＣＫは上昇します。しかし皮膚筋炎ではＣＫ上昇がない場合、よりタチの悪い疾患群のことがあります。その名前は筋無症候性皮膚筋炎（amyopathic dermatomyositis）と言います。

間質性肺炎（肺がボロボロになるイメージです）との関連があり、治療の見通し（予後と言います）が良くありません。残念ながらこの患者さんではＣＫが上昇していませんでした。身体診察の段階で90％以上の確率で皮膚筋炎と自信がありましたので、翌日には〝筋無症候性皮膚筋炎〟疑いとして膠原病科に依頼しました。

数週間後に間質性肺炎が出現し、膠原病科に入院となりましたが、治療の甲斐なく最初の診察から数か月後に亡くなられてしまいました。医者となってこの筋無症候性皮膚筋炎を診断するのは3人目です。残念ながら3人とも経過はよくありませんでした。

最終診断：「筋無症候性皮膚筋炎（amyopathic dermatomyositis）」

20

外来での話（動くと息切れがする）

その患者さんは他の病院からの依頼で診察することになりました。

62歳男性
主訴：動くと息が切れる

紹介元の病院で胸部レントゲン　心臓超音波検査　胸腹部ＣＴ　胃カメラ　大腸カメラ　呼吸機能検査　血液検査　尿検査などいろいろ検査が行われていましたが原因不明とのことです。歩いて診察室に入ってこられました。

患者さん「動かなければ息切れはありません。趣味がテニスなのですが息がきれてできなくなりました。」

私「どれくらい動くと息が切れますか？」
患者さん「歩くのも休み休みで70ｍくらい歩くと息が切れます。」

診察室で座っている時の血液の中の酸素の数字（酸素飽和度：96〜１００％くらいが正常）は95％でした。このような患者さんでは必ず70ｍを一緒に歩いて酸素の数字が下がるかどうか確認する必要があります。早速、病院の中を酸素の数字を見ながら一緒に歩きました。すると70ｍほど歩くと呼吸が乱れ、酸素の数字は92％まで低下しました。

動くと息が切れるという症状では「酸素の供給」がうまくできていないということです。供給ができない原因は心不全　呼吸不全　貧血です。血液検査で貧血がないことは確かめられています。心臓の検査では心不全がないということが確かめられており、酸素の飽和度が低下しているのでこの患者さんの息切れの原因は「呼吸不全」ということがわかりました。

呼吸不全の患者さんではまず、血液検査で「A-aDO2」という数字をチェックします。これにより大きく分けて肺の病気なのか肺以外の病気なのかを考えます。A-aDO2の正常値は10以下です。一緒に歩いた時の息切れ時に血液検査を行いましたがこの患者さんのA-aDO2は正常でした。これは肺以外の病気（肺を広げるための神経や筋肉　あるいは横隔膜の動きが悪くなる病気）であるということを示しています。胸のCTやレントゲンで異常がないので肺の病気ではないということと一致します。

私は紹介元の病院で行われた呼吸機能検査の結果を見ました。
この検査では
・肺の動きが悪くなる病気（拘束性肺障害と言います）
・息が吐けなくなる病気（閉塞性肺障害と言います）
を見分けることができます。この患者さんの結果は肺の動きが悪くなる病気であることを示していました。

この場合、肺自体が硬くなっている可能性と肺を広げる神経や筋肉、横隔膜が動いていない可能性を考える必要があります。喫煙者でもなく肺のCTでも異常がないのでこの検査からも私は神経・筋肉・横隔膜の病気を疑いました。（肺や心臓ではないということかです）

私「力が入りにくいということはないのですか？」
患者さん「なんとなく手の力が入りにくく感じるので最近かばんを手提げかばんからショルダーバッグに変えました。」
私「ちょっと握力を測らせてください」

右10kg　左12kgでした。
成人男性のものとしては低すぎます。

神経の診察を全てやり直し、ある病気を疑いました。

最終診断：「筋萎縮性側索硬化症（ＡＬＳ）による呼吸筋障害からの呼吸苦」

脳神経内科の先生に紹介して診断が確定しました。最近では新しい薬が出てきていますが、進行性の神経難病です。呼吸苦があるので脳神経内科では気管切開の話までされました。

病状の進行を遅らせることができればいいのですが…

21

救急日直での話（横紋筋融解でしょうか？）

横紋筋融解とは体を動かす筋肉細胞が障害される病態です。筋肉痛や筋力低下、血液検査でＣＫ（クレアチンキナーゼ）という筋肉の酵素が上昇します。

これは私が日曜日に朝、救急日直でＡＭ８時に勤務が開始した時に始まりました。２時間前の当直帯に入院となった患者さんの申し送りで初期研修医がプレゼンテーションしています。

研修医「85歳男性、発熱で受診しＣＴ画像で肺炎があるため入院とし抗生物質を開始しています」

そこに検査室から研修医に電話がかかってきました。「は、はい。わかりました」そう言って電話を切りました。

研修医「昨日入院となった患者さんですが、本日の朝の採血でＣＫが高いと検査室から連絡がありました。横紋筋融解でしょうか？」

他の研修医や看護師も聞いています。

私「決めつけは良くないよ。心電図を見てみよう」

入院時心電図を見ると「左脚ブロック」といって心臓の電気信号を伝える道が切れている所見がありました。

私「こういう時は必ず以前の心電図と比較してね」

たまたま患者さんの半年前の心電図があったので比較すると、その時は「左脚ブロック」はありません。新しく出現した「左脚ブロック」は心筋梗塞の可能性を考えなくてはいけません。（医学的にはSgarbossa基準というものもみて心筋梗塞の可能性を考えます。）

私「追加で心筋梗塞のチェックをしておこうか」

研修医「はい」

診断は心筋梗塞でした。

最終診断：「心筋梗塞＋肺炎」

早い段階で気づいたので治療はうまくいきました。

一般に心筋梗塞では発熱は稀です。（この患者は発熱で来院）発熱から心筋梗塞への診断にいたるのは難しいと思います。心筋梗塞と肺炎が合併していたのだと思います。

一見、無関係（と思われる）２つの病気が同時に見つかることもあります。とくに高齢者では。

医者の間では〝ヒッカムの格言〟と呼ばれています。

22

救急日直での話（首が痛い）

日曜日の救急日直です。

AM10時ころ救急隊からの要請です。
42歳男性　頸の痛みと発熱

もともと元気な方です。
4日前から後頸部痛が出現
3日前にかかりつけ医を受診し痛み止めが処方されました。
2日前から発熱が出現し徐々に痛みが増悪しています。
痛み止めが無効のため救急要請されました。

救急車が到着し患者さんが救急室に入ってきました。
患者さんは首の後ろを押さえて、「痛い、痛い」とうなっています。
救急搬送された患者はまずストレッチャーというベッドで
意識　血圧　脈拍　呼吸数　体温　酸素飽和度（血液の中の酸素の数字）
などがチェックされます。
体温38・5℃以外は異常ありませんでした。
続いて診察です。初期研修医に診察してもらいました。

研修医「下腹部が腫れています」

見ると臍下がすごく腫れていて触るとすごく柔らかいです。
「ぷにぷに」という表現がぴったりです。

私「これ、なんだと思う？」

研修医「わかりません」
私「おそらく尿閉だよ。超音波検査で確認しよう」

尿閉とは自分で排尿できずに膀胱がパンパンに膨れている状態です。

エコーで尿閉が確認できました。


私「熱があって、後頸部を痛がっていて尿閉を伴っている。

「どんな病気を考える？」

研修医「クラウンド・デンス症候群ですか？」

（偽痛風といってカルシウムの沈着物が首の骨周囲の靭帯に溜まる病気です。発熱と首の痛みの原因となります）

私「可能性を考えるのは大事だけど、クラウンド・デンスでは尿閉は起こらないよね」

「除外するためにＣＴは撮っておこうか」

頸部のＣＴを撮影しましたがクラウンド・デンスではありませんでした。

私「さあ、どうする？」

研修医「……」

私「尿閉だから直腸膀胱障害を考えるのだよ」

「その時は肛門に指を入れて肛門括約筋が収縮するかをみる」

「精巣挙筋反射をみてもいいよ」

便失禁はありませんし、肛門括約筋は収縮します。

私「この状況で絶対見逃してはいけない病気があるのだけどわかる？」

研修医「……」

最終診断：「頸部硬膜外膿瘍」

「膿瘍」とは細菌の塊ができる病態です。
首の脊髄を膿瘍が圧迫する病態が「頸部硬膜外膿瘍」です。
手術で膿瘍を取り除く必要があります。

頸部硬膜外膿瘍はＣＴでわかる場合もありますが、私はＣＴの読影にそこまでの自信がないので頸部のＭＲＩを撮影しました。入院時には筋力低下はありませんでしたが、夕方に筋力低下が出現しました。患者さんは脳神経外科医がいる病院に搬送となりました。地域医療医は決して簡単な病気だけを見ているわけではありません。専門分野しか学んでいない医者では決して診断にたどり着けない「いろいろな症状」を聞き分け、幅広い病気の診断を行う能力が必要となるのです。そして自分の立てた診断が正しい時に患者さんに貢献できたと実感しやりがいを感じるのです。

23

救急からの診察依頼の話（病気の診断にはやはり診察が重要）

53歳男性
主訴：自宅で動けなくなった（倦怠感と食欲低下）
もともとは既往がない元気な方でした。4週間前にコロナワクチンを打ったそうです。3週間前から倦怠感を訴え、食欲も低下しました。他院の内科を受診し血液検査を受けるも異常がなく、経過観察となりました。徐々に倦怠感が増悪し動くこともしんどいとのことです。家族によると好きなゴルフにも出かけられなくなったとのことです。

2週間前に救急車を要請し他院で頭部ＭＲＩを撮影されるも異常は見つかりませんでした。当院の内科に紹介受診されました。別の医者が診察し甲状腺や副腎のホルモンを調べましたが異常はありませんでした。うつ病も疑われて精神科に紹介となりました。この時は歩行可能でした。血液の中の細菌の検査は異常なし。次回の外来予約が3日後でしたが自宅で全く動けないためご家族が救急要請され当院に救急搬送となりました。

救急外来で血圧　脈拍　呼吸数　体温　酸素飽和度（血液中の酸素）などがチェックされましたが異常はありません。血液検査が提出され、肝臓の異常なし、腎臓の異常なし、電解質も異常がありませんでした。炎症反応を示すCRPというタンパク質も上昇していません。頭部、胸部、腹部のCTも撮影されましたが異常がありませんでした。救急外来で原因不明とのことで内科に診察依頼となりました。私が診察する前にありとあらゆる検査がもうすでに行われていたのです。

私が呼ばれ、初期研修医とともにベッドサイドに行きました。患者さんは救急外来のストレッチャーと呼ばれるベッドに寝て目を閉じていました。横にはご家族がいます。ご家族によると椅子に座ることもできないとのことです。

「〇〇さーん、目を開けてください」

と呼びかけると目を開けてくれます。しかし、なんか目力がない。（ぼーっとしているという印象）しばらく診察していると時々、手足がピクつきます。後から一緒に診察していた研修医に「ピクつき」に気が付いていたか？　ときいたら気づきませんでしたと。（医学的にはミオクローヌスと言います）

私は診察で「高次機能障害」と「ミオクローヌス（ピクつき）」の存在に気が付きました。高次機能障害とは「日付、場所、人の同定ができない。」「計算ができない」「うまく話ができない」、いつも使いなれている「ハサミの使い方がわからない」「記憶ができない」などの症状をまとめた用語です。一般の方には「認知症のような症状」というほうが理解しやすいと思います。

「ミオクローヌス」と「高次機能障害」から考えるのは脳の病気です。必要な検査は脳脊髄液の検査と造影ＭＲＩです。どちらも異常でした。ミオクローヌスと高次機能障害に気が付かなければこれらの検査が行われることはありません。

最終診断：「脳炎」

ワクチンが関係している脳炎はあるのですが、後からワクチンとの関連は否定されました。

「後医は名医」という言葉があります。後から診察する医者のほうが、症状が全てそろっているので診断することができるという意味です。初期の段階ではやはり診断するのが難しかったと思います。脳神経内科に入院となり手術により脳の一部を採取して、病理検査を提出し後日、悪性リンパ腫に関連している脳炎とわかりました。残念ながら患者さんは半年後に亡くなってしまいました。

24

入院患者さんの話（足の骨折後にそんなことが…）

普段、研修医に病気の診断は問診と診察が重要と言っていますがもちろん検査でしかわからない病気もあります。

救急部からの入院依頼です。

75歳女性

意識障害　酸素の状態が悪い

普段は自分で車を運転される方です。自動車で外出し自宅に帰ってきて自宅前で車を止めた後、転倒しているところを通りがかりの人に発見され救急要請されました。

救急隊が到着した時は意識清明だったそうです。別の病院に搬送となり、痛がっている足のＣＴ画像が撮影され左の大腿骨が折れていることがわかりました（大腿骨転子部骨折）。酸素の数字が悪いので胸のＣＴが撮影されていましたが、肺炎などはなさそうです。（酸素飽和度88％（正常値は95～１００％））

意識が悪い理由がわからないということと酸素が低い原因がわからないため私の病院の救急部に搬送されました。救急部で頭部のＭＲＩを撮影されました。頭部のＭＲＩの撮影の仕方にはいろいろあります。難しいことは省きますが一般的に撮像される方法で撮影されていました。（Ｔ1強調、Ｔ2強調、diffusion）頭のＭＲＩを放射線科の先生が確認しましたが意識障害の原因となる異常はありませんでした。酸素が悪い原因としてエコノミークラス症候群（肺塞栓：血液の塊が肺の動脈に詰まって呼吸困難になる病気）が疑われ造影のＣＴが撮影されましたが肺塞栓はありませんでした。

原因がわからないため内科に入院の要請です。一般的に画像や血液検査でわからない意識障害を見た時は代謝・内分泌性脳症（ホルモンの異常や薬、電解質 etc. を疑います）しかしこれらも全て異常ありませんでした。

さて困ったものです。私の上司がある病気を疑いＭＲＩの特別な撮影法を行うように指示しました。

最終診断：「脂肪塞栓症」

骨の中心には骨髄と言われる血液を作る組織があります。脂肪が豊富で骨折によってこの脂肪が血流で運ばれ肺の動脈や脳の動脈に詰まる病態です。多くは自然に改善しますが中には改善しないものもあるようです。骨折後の呼吸障害と意識障害はこの病気にぴったりです。頭のＭＲＩの特別な撮影とはsusceptibility weighted imaging（ＳＷＩ）というものです。

他の撮影法では異常がなかったのにこの撮影法で右の脳にも左の脳にも微小な脂肪が飛び散っている所見を認めました。入院して経過を見ましたが、２週間ほどで酸素の数字も、意識状態も改善しました。

25

入院患者さんの話（問診できない患者さんの診断は難しい）

84歳男性
簡単な会話程度の認知レベル
活動度は歩行器でどうにか歩ける程度です。

主訴：倦怠感　食欲低下

4～5日前からの上記症状のため施設の担当者に付き添われて来院されました。

いつものことですが診断医は問診、診察を非常に重要視します。
検査や画像で診断できない病気があることを知っているからです。
しかし認知レベルの低下から問診を十分に取れない患者さんの診断は難航します。

本人曰く「体調良くない。しんどい」とは言ってくれますが、どこがどう悪いのか教えてくれません。

血圧　脈拍　体温　酸素　意識レベルの変化などは異常なしです。

診察の時に手を握ると顔をしかめます。
筋肉の把握痛はありません。高齢者のため筋力低下を正確に評価できません。
もともとの筋力と比較が必要ですが、入院前の筋力がわかりません。
それ以外に関節の腫れや熱感などはありません。

倦怠感と食欲低下の主訴　比較的亜急性の進行、発熱なし、手の関節？　を痛がる？
をキーワードで病気を考えます。

①感染症：膿瘍（細菌の塊）　感染性心内膜炎（心臓の弁に細菌の塊）

②内分泌疾患：甲状腺　副腎
③消化器：胃潰瘍
④膠原病：高齢発症のリウマチ　リウマチ性多発筋痛症　側頭動脈炎

上記を考えながら診断を進めていきます。

CT検査異常なし。↓膿瘍はなさそうです。
血液の中の細菌の検査も異常なし　心エコー検査も異常なし↓感染性心内膜炎はなさそうです。
血液検査↓甲状腺異常なし　副腎機能検査異常なし
関節エコー異常なし、リウマチ採血検査異常なし↓高齢発症リウマチもなさそうです。
採血検査↓赤沈100mm/hr
膠原病科の先生と相談してリウマチ性多発筋痛症の診断的治療をすることとなりました。

リウマチ性多発筋痛症は高齢者に見られる首　肩　腰　太ももなどの筋痛を生じる免疫疾患（原因不明の炎症疾患）です。

典型的で自分で症状を訴えられる場合は比較的簡単に診断できますが、この患者さんのように自分で症状を訴えられない場合は診断が困難です。

プレドニゾロン15㎎を内服すると翌日には「体調いいよ。」と言い始めリハビリにも積極的となりました。診断的治療からはリウマチ性多発筋痛症と考えています。

最終診断：「リウマチ性多発筋痛症」

26

入院患者さんの話（両手がむくむ）

卵巣癌の既往がある82歳女性（ホルモン療法中）
家族と同居
認知レベルは年齢相応です。活動度は自立。

主訴：両手のむくみと食欲低下

4～5日前から両手のむくみと食欲低下を主訴に夜間救急を受診されました。
意識の異常なし　血圧異常なし　体温異常なし　酸素濃度異常なし　呼吸数異常なし
会話は可能です。
血液検査で全身の炎症がある時に上昇するCRPと呼ばれるタンパク質の軽度上昇のみ認めました。食欲もないとのことで精査目的に入院となりました。

朝9時に新規に入院となった患者さんの回診があります。カルテで事前情報を入手します。

ベッドサイドに行き患者さんを診察します。両手はパンパンにむくんでいます。熱感や赤みがないので皮膚の炎症ではなさそうです。

患者さんに声をかけてむくんだ手を触ろうとすると痛がります。

「なるほど、むくみだけではなくて痛みもあるのか」と気が付きました。

こういうことは患者さんを診察しなければわかりません。

足にむくみはありません。背中にもむくみはありません。

むくんでいるのは手だけです。

痛みのある患者さんは細かく触って部位が、腱なのか？　骨なのか？　筋肉なのか？　関節なのか？　を判断します。骨や筋肉ではなく関節の印象をもちました。

どんな病気を考えるか？

①膠原病、②薬剤性、感染症

しかし比較的急性発症のため慢性関節リウマチというのは難しいです。

（血液検査は提出しておきます→後に陰性でした）

ウイルス性の感染症でも関節炎を起こすことがあります。パルボウイルス感染が有名です。

しかしパルボウイルスでここまで手がパンパンに腫れているのは見たことがありません。

感染症後に発症する「反応性関節炎」という病態もあります。

（「血清反応陰性脊椎関節症」と呼ばれる疾患群のひとつです。以前はライター症候群と呼ばれていました。）

しかしこの疾患はどちらかというと体軸関節（体幹近く）の症状がメインだそうです。手だけというところが合いません。

最終的に考えたのは、

最終診断：「RS3PE症候群」

免疫反応による炎症疾患です。

RS3PEというのは予後良好、血清反応陰性、圧痕を形成する両側対称性浮腫を伴う関節炎を英語にしたRemitting Seronegative Symmetrical Synovitis with Pitting Edemaの略です。

やはり除外診断です。他の病気の可能性をなるべく除外したのち診断的治療に進みます。プレドニゾロン15mg内服で症状が改善しました。癌の既往があるというのも診断に寄与しました。リウマチ性多発筋痛症の関連疾患と言われています。大学の授業ではおそらく学ばないと思います。そして医師国家試験にも出題されたことがないと思います。しかし地域医療をしているとそのような病気は比較的多いのです。地域医療医が幅広い病気を知っておかなくてはいけない理由がここにあります。決して簡単な病気だけを扱っているわけではありません。

27

入院患者さんの話（うまくいっていると思っていたのに…）

その患者さんは皮疹が出現するということで2～3年前から皮膚科で抗アレルギー薬とステロイドの塗り薬を処方されている患者さんです。

今回1か月前からの発熱　視力の変化　頭痛を主訴に来院し、「側頭動脈炎」の診断でステロイドの治療が始まりました。側頭動脈炎とは比較的大きな動脈に発生する免疫の病気で、こめかみ部分の動脈によく見られます。頭痛　慢性の発熱の原因となります。高齢者によくみられる病気です。命に係わることはありませんが、失明することはあり得ます。

当初はステロイドが有効で解熱し頭痛も改善していました。治療開始後1・5か月が経過し、下痢の出現、腹痛、発熱を認めるようになりました。意識レベルが低下したため入院後発症の髄膜炎を疑って髄液の検査をしました。抗生剤治療は開始しています。

腹痛についてはお腹の診察で押さえると患者さんは痛がります。食事が摂れないので鼻から胃の中にチューブを入れました。

髄液検査では細菌が陽性で「腸球菌」という特殊な細菌が検出されました。一般的に髄膜炎の原因となる菌ではありません。人間では腸の中にいる菌です。この患者さんのことを感染症の専門の先生に相談しました。

感染症医「患者さんの出身地はどこですか?」

私「奄美大島です」

感染症医「それなら追加で検査しましょう」

さすが感染症医です。頭の中に病気を描いています。

胃カメラ検査をすることになりました。

見ると十二指腸がただれています。十二指腸の粘膜の細胞の一部をとり検査に提出しました。また胃に入っているチューブから胃液を吸い上げ、そのままの液を顕微鏡で観察しました。顕微鏡の観察と十二指腸粘膜の病理検査で診断がつきました。

最終診断：「糞線虫の爆発的感染（hyperinfection）」

糞線虫は九州・沖縄地方の風土病（寄生虫）です。
胃液をそのまま顕微鏡で観察してもくねくねと動いているところを観察できました。
また病理検査でも糞線虫との診断です。
皮膚から感染するそうです。患者さんは奄美大島で農業をしていたようです。
出身地や職業も病気の診断に重要です。

糞線虫は普段は腸管の中に寄生しますがあまり大きな症状を呈しません。もともとの皮膚の症状も関連していたと思われます。ずっと糞線虫が体の中に住み着いていた患者さんが今回、（別の病気である）側頭動脈炎を発症しステロイドを使用したことで免疫が抑制され爆発的感染（hyperinfection）につながったと考えています。

あまり症状がないため事前に糞線虫が寄生しているかどうかを調べるのは難しいのではないかと思います。髄膜炎の原因とならない腸内細菌が髄液から検出された際は患者さんの出身地を確認した上で糞線虫を考えなければいけないと学んだ患者さんです。

28

入院患者さんの話（病理検査で診断）

その患者さんは他の病院に入院していろいろ検査をしたけれど、診断がつかないため転院となりました。

39歳　男性

約3週間前に発熱で紹介元の病院を受診されました。

38～39℃の発熱　咳　食欲低下です。　意識は異常がなく、会話が可能です。

前医の肺のCTで丸い異常な影が複数個あり、最初は細菌性肺炎として抗生物質の治療が行われていました。しかし改善がないため気管支鏡を使って肺の細胞を取る検査が行われました（病理検査）。病理検査結果は壊死組織（細胞が腐った状態）としか判断できませんでした（診断がつかなかったということです）。私の病院に来たのは症状が出現して3週間が経過していました。呼吸状態は少し悪いようですので酸素が４Ｌ／分の量で投与されています。

38〜39℃の発熱は３週間続いています。血液検査では肝臓の数字が上昇しています。また血液の中の白血球　赤血球　血小板の低下がみられます（汎血球減少と言います）。↓血液を作る骨髄が影響を受けているからかもしれません。腹部のＣＴでは肝臓と脾臓が腫大しています。

この患者さんの入院前の画像や経過を見たところ、癌や肉腫の悪性疾患を考えていました。

癌や肉腫の診断は病理検査（細胞を染色して顕微鏡にて観察し、癌細胞があるかどうかを確認する検査）が一番重要です。そのため影響を受けている可能性がある組織を採取することが必要です。そこで肝臓、骨髄、皮膚の細胞を採取する計画をたてました。

3日間で立て続けに検査を行いました。少しずつ患者さんの呼吸状態が悪くなります。口から管を入れて人工呼吸管理を開始しました。病理の検査結果はすぐには出ません。数日かかります。ようやく結果が出たのですが肝臓も骨髄も皮膚も悪性細胞を証明できませんでした（診断できなかったということです）。患者さんの状態が少しずつ悪くなっているので早く診断を付けて治療に入りたいのですが診断にたどり着けません。

次に開胸肺生検（外科の先生に手術室で胸を開いてもらい目で見て悪い細胞を直接取ってもらう検査）を行い病理検査に提出することとなりました。

ご本人に方針を説明します。しかし立て続けに検査をしたため、本人は検査を嫌がります。少し間をあけてから検査してほしいとのことです。私は焦りました。病状は日に日に悪くなっていっています。検査してすぐに結果が出るわけではありません。私は正直に話しました。

私「検査が立て続けにあったので疲れているのはわかります。しかし私は時間がないと考えています。病気の進行が速すぎるので時期を逃すと検査自体ができなくなります。診断ができなければ治療に入れません。今が検査を進められるぎりぎりの状況です。つらいと思いますが検査を乗り越えましょう」

患者さん「わかりました」

当日、私は外科の先生が手術でとった細胞をいただくため、患者さんと一緒に手術室に入り手術をみていました。麻酔が効いて手術が始まります。胸を開いて細胞を取ろうとした時、

外科医「肺の周りに水（胸水）が溜まっていますが、これも検査に出しますか？」

私「はい、検査に提出するので水も取ってください」

肺の周りの水を取った後、肉眼的に悪い肺の細胞も直接採取して病理検査に提出しました。しかし、直接とった肺の組織はまたしても「壊死組織（腐った細胞のみ）」で診断がつきませんでした。同時に採取した胸水から診断がつきました。

最終診断：「NK－T細胞リンパ腫」

血液の悪性細胞が異常増殖する悪性リンパ腫のひとつです。あの時、「胸水を取りますか？」と外科医の先生が言ってくれたので診断できました。もし胸水を取っていなければ診断がつかなかったかもしれません。「診断のためにとれる組織は全て取る」というのが重要です。残念ながら患者さんは症状が出現してから2か月で亡くなりました。進行がすごく早かったです。NK－T細胞リンパ腫の中でも悪性の高いものでした。

29

英語論文作成

医者の仕事の中に英語で論文を作成するというものがあります。いくら英語で論文を書いても患者さんの診療には無関係です。医者の世界で他の医者から評価を受けるには英語での論文作成をしているかどうかは重要です。しかし、他の医者からの評価ということ以外でも実際に書いてみると物事を論理的に考えられるようになります。査読（書いてある内容に整合性や独自性があるか他の医者から評価を受けること）を通過しないと雑誌に論文を投稿してもaccept（雑誌に掲載されること）されません。

自分が英語で論文を作成したことのない医者は、専攻医に指導することができません。そういう意味ではやはり英語で論文を作成することは重要だと思います。論文作成の過程はだいたいのところ

①「疑問を挙げる」　②「仮説を立てる」　③「データを集める」

④「データを解釈する」　⑤「仮説に対する結論を考える」

から構成されます。症例報告の論文でも仕事をしながら作成しようとすると、数か月かかります。私の場合、英語で書き上げて校正業者に英語の間違いが無いかチェックをしてもらいます。（数万円かかります）雑誌に投稿して掲載されるにも10万円〜数十万円かかるのです。（病院によっては投稿費用を支払ってもらえるところもあります）

当然、論文作成は病院にとっての直接の利益となるわけではないので通常業務の合間に行います。病院にとっては労働ではありませんので給料は発生しません。作成する理由は医者の使命感（矜持）です。土曜日や日曜日も関係ありません。これだけ努力してacceptされ論文が雑誌に掲載されるとてもうれしいものです。業績にはなりますが給料には全く反映されません。それが医者の世界です。（大病院で出世をしたい人には業績は重要です）

（ある意味自己満足ととらえられるかもしれませんが、自分が書いた論文が世界中の他の

医者や患者さんの役に立てるかもという想いがあります）

私は地域で患者さんを診察する地域医療医となりました。誰に評価されるわけでもありませんが論文を書く面白みや重要性は理解しているつもりです。可能な範囲で今後も書いて行きたいと思っています。

30

患者さんの看取り

医者は患者さんが亡くなる時に死亡宣告をします。
眼に光を入れて瞳孔の反射を確認
聴診器で心音を聞いて
胸の動きを見ながら呼吸音を聞く。呼吸停止と心停止を確認し、対光反射がなければ死亡宣告です。
「○○時○○分、お亡くなりになりました」
ご高齢の方の場合は、ご家族もある程度心の準備ができているため「ありがとうございました」と言われることが多いです。しかし患者さんが若い人の場合、ご家族は大声で泣き叫ばれます。残念ながら力及ばず亡くなられるのは医者としても苦しい時です。

患者さんが亡くなる時に考えるのは

「この患者さんはどんな人生を歩んできたのだろう?」
「自分の人生に満足されて亡くなったのかな?」
「人生に後悔を残して亡くなったのかな?」

医者が患者さんを看取る際、長い、長い人生の最後の瞬間に立ち会うだけです。看取るご家族がおらず、亡くなった後、市の職員に連絡をすることもあります。そして自分が死ぬ時を想像するのです。

「自分が今、死んだ時に一番後悔することは何だろう?」
「後悔しないためにやっておくべきことは何だろう?」

患者さんが亡くなる際には普段考えることのないことを考えさせられます。

31 遺体検案

以前勤めていた静岡の病院は医療過疎地域にある病院でした。それでも若いドクターが過疎の医療のために頑張っていました。医者の仕事の中に、「遺体検案」というものがあります。

警察からの依頼を受けて病院外で亡くなった方を外表面から観察し、依頼に応じて検体を採取したりします。

都会では基本的に法医学者が行っていると思います。私はその病院に赴任する以前は都会の病院でしか働いたことがないので検案を依頼されることはありませんでした。法医学については学生の時に勉強して以来です。普段の臨床医（患者さんを診察する医者）の仕事とは全く異なります。事件性などについては警察の方が判断されます。

依頼の中には、自宅のふろ場で亡くなっているところを発見され数日後に発見された方（夏の暑い日でしたので遺体の状態が良くありません……）（自殺と思われる）乗用車の30ｍの崖からの転落で車中から発見された方などがいました。

普段の臨床の医者としては見ることのないご遺体です。警察の方は夏の暑い日にワゴン車の後ろにご遺体を乗せて病院まで運んでこられます。「この方の人生の最後はどういう気持ちだったのだろう」と考えてしまいます。普段、目にすることのないことを経験するとこれも医者の仕事なのだと改めて思い知らされます。

32

日本の内科研修制度

呼吸器内科　神経内科　腎臓内科　内分泌内科　膠原病科　消化器内科　etc. は内科の中での細分化された専門科目という意味で内科サブスペシャリティーと言います。このサブスペシャリティーの医者になるための道筋をご説明します。

米国では一般の大学を4年間で卒業した後、メディカルスクールに4年間通います。高校を卒業してから医者になるまで8年かかります。さらに内科研修を3年間受けた後に、サブスペシャリティー研修を受けることとなります。内科サブスペシャリティー専門医になるには長い道のりです。

日本では高校を卒業すると医学部に6年間通います。卒業すると臨床の医者となるために2年の初期研修が義務付けられています。この初期研修は先人の先生方のおかげで20

０４年から義務付けられました。「おかげで」というのは、それ以前の体制は初期研修の義務がなかったのです。以前は医学部を卒業してその時点で大学の医局に入り、専門の領域を勉強することとなります。

医者の数が少なく、医学部の数を増やして対応しなければならなかった時代は早く一人前にするために必要だったからかもしれません。しかし自分の専門以外の患者さんは診察できないという弊害がありました。それを改善するため先人の先生方のおかげで初期研修が制度化されたのです。かなりの反対があったかと思います。この初期研修では内科だけに限らず、外科や産婦人科　小児科などをローテーションしていきます。自分の専門はまだ決めなくて良いのです。初期研修制度が始まったため大学医学部に入局する人が減った。そのため地域病院に派遣できなくなったから地域医療が崩壊したという人がいます。私はそうは思いません。むしろ地域医療に必要な幅広い能力を身につけるには良い制度だと思います。

さて、初期研修が終わった後ですが2017年以前は内科研修を1年だけ受けて「内科認定医」になればサブスペシャリティーを選択することが可能でした。米国と違い3年間の内科研修は必ずしも必要なかったのです。それが2018年以降は（先人たちのおかげで）新専門医制度が開始され、内科の3年間の研修が義務付けられました。内科の基本的知識がない人が専門に進めないようにしたのです。ようやく制度上は米国に近づきました。しかし抜け道があります。内科研修を受けながらサブスペシャリティーを並行で研修が可能なのです。（これをサブスペシャリティー連動研修と言います）やはり現在の日本の制度では内科教育が十分ではないと思います。確かに制度上はよくなったのですが内情は以前より少し良くなった程度に感じます。しかし制度の急激な変更は軋轢を生むので仕方がないのかもしれません。

おそらく数年先には連動研修ができなくなり、米国と同様3年間の内科研修を終えないとサブスペシャリティーを選択できなくなるのではないかと思います。ゆっくりですが着実に日本の内科研修制度はよくなっています。

33

内科研修制度の問題点

(サブスペシャリティー連動研修の弊害:プロフェッショナリズム教育)

「うちの科に入院してもすることはありません。だから総合内科で診てもらってください」

腎臓内科をローテーション研修している4年目の医者が発した言葉です。患者さんは85歳の寝たきり男性で認知症がある方です。数日、食欲がないため救急外来を受診し血液検査をしたところ、腎臓機能を表す数字が悪かったため救急外来から腎臓内科にローテーション中の彼に相談があったようです。おそらく食べられないことから脱水となり、腎臓への血流がわるくなった結果なのかもしれません。

医者になって4年目ということは内科専攻医です。おそらく彼は腎臓内科サブスペシャリティーを考えているのでしょう。しかし内科専攻医ということは未だ内科専門医資格すらない状態です。内科医としては食べられなくなった原因は何なのか? 脱水が改善しても腎臓の機能が改善しない時には他にどんな病気を考えるのか？　腎臓機能が改善した時は自宅に帰るのか？　施設を探すのか？　長期的栄養管理はどうするのか？　ご家族にはどのように説明するのか？　すべき問題はいろいろあります。

腎臓内科の専門医ですらない（ましてや内科医ですらない）４年目の医者が言っていい言葉ではありません。このような医者を私は「病気を診る」けど「患者さんを診ない」医者と考えています。このような考え方では地域医療などできるわけがありません。私は彼に直接指導しました。「内科医ですらない君が言っていい言葉ではない。内科医として考えるべきことはたくさんある」彼はキョトンとした顔をしていました。

昨今の日本の医学教育の中に「プロフェッショナリズム」という言葉が登場しています。海外では「医のプロフェッショナリズム：医師憲章」というものを２００２年に米国と欧州の内科学会が合同で作成しました。内容は３つの根本原則と10の責務からなります。私は、プロフェッショナリズムは内科医のみならず全ての医師が学ぶべきものと考えています。いくら知識や技術があってもプロフェッショナリズムの無い医療は患者さんにとって有害となりえると思います。

今回のこの専攻医の態度はまさにプロフェッショナリズムの欠如と思います。驚いたことは彼の発言を、指導医である腎臓内科の上級医が了承していた点です。彼に内科医としてのプロフェッショナリズムを教える立場なのに。「臓器を診るけど患者さんを診ないことの弊害」を教えることができない指導医もまだまだたくさんいるのです。

地域医療医には患者さんを多角的に診るプライマリケア医としての能力が必要です。2017年に亡くなられた聖路加国際病院の名誉院長だった日野原重明先生は以前、日本医療政策機構の黒川清先生との対談で「米国やカナダの医者は皆、眼底や鼓膜の診察などプライマリケアの基本を勉強するのに、日本の医師のほとんどはそれをせず専門科に進む。そして大学医学部のヒエラルキーから押し出された人がプライマリケアの十分な教育を受けないまま臨床の現場に出る。無秩序な状態を招いてしまった」と述べておられました。高度治療の専門ばかりを勉強してきた人がプライマリケアの教育も受けないまま大学から押し出されて地域医療を行うと正しい医療ができないこともあると考えられています。私もこのような医療をたくさん見てきました。対談当時よりは昨今の教育は改善されていると思いますが地域医療を行うプライマリケアの能力を軽視してきたことがよくわかります。我々の世代が日野原先生世代の懸念を解決していかなければならないと思います。

34

疑問に思うことの重要性

若い医者の中には上級医が教えた内容を暗記することが研修だと思っている人がいます。昨日教えてもらった上級医の知識は明日には陳腐なものとなる可能性があるのに。

医学知識は膨大で日々進化しています。全ての医学知識を知っているなんてことはあり得ません。医者として仕事をするのに確かに知識は必要ですが、全てではありません。ある程度の知識を得たら次に重要なのは「疑問に思うこと」〝なぜ？〟です。これはおそらくどんな職場にも通じるのではないかと思います。疑問が挙がれば、次に調べるという行動に移ります。調べる方法は人それぞれですが、「どんなツール」を使って、「どんなキーワード」を入力するかが重要となります。そして「得られたデータの正確性や矛盾を考えて」「その結果をどう患者さんに使用するのか」を考えることとなります。

日本の医者の卒後研修ではこの教育まだ不十分だと考えています。上級医に教える時間がないのか、教えられる研修医の側の問題なのか。

「疑問に思う」↓「仮説を立てる」↓「データを集める」↓「データを解析する」↓「結論を考える」

医者の仕事においては臨床研究や基礎研究もこういった考えに基づいて研究がなされています。新しいことを発見するために必要なプロセスだと思います。暗記した自分の知識の枠の中だけで医療をしようとしてもうまくいくはずがありません。

35

高度治療しかできないことの弊害

大病院の役割は患者さんの病気に対し高度医療を用いて治療することにあります。病院にはそれぞれの機能に応じた違いがあり、そういう意味では高度医療ができるというのは重要です。しかし高度医療〝しか〟できないというのは問題です。ましてや地域医療では病気が見つかっても高齢を理由に治療介入できないことも多いのです。

「困っている症状」があるから患者さんは病院に行きます。この時にはまだ「病名」はついていません。そして問診や診察、検査を経て「病名」が付きます。「症状」に対して「病名」を付けることを診断と言います。病名に対して最適な治療が何かを考えるのは専門家が得意とするところです。

例えば

「心筋梗塞」→循環器内科の専門

「間質性肺炎」→呼吸器内科の専門
「糸球体腎炎」→腎臓内科の専門
　ということです。

　では「腹痛」という訴えは何科の病気ですか？　それはわかりません。「腹痛」は病名ではなく症状だからです。では診断はどの専門家が行うのでしょうか？　私は専門に限らず全ての内科医（時には外科医でもいいのですが）が行うべきと考えています。しかし今の卒後研修システムはそうなっていません。病名に対して高度な治療ができる専門家を作ろうとするのが主流です。（大学病院や大病院だけで研修するとそうなる傾向が強いです）

　病名には対応可能だけれど、症状には対応できない。このような医者は地域医療に向いていません。ひどい場合は症状を聞いただけで「これはうちの科の病気ではありません」などという専門家がいます。（うちの科の病気って…何？）

高度治療ができることは重要ですが基本的診断プロセスを理解した人が学ぶべきです。そして診断プロセスを学んでいない医者が診断しようとすると患者さんを検査漬けにするのです。問診や診察をおろそかにすると診断できない病気がたくさんあるのに。

呼吸器内科専門医　循環器内科専門医　消化器内科専門医　神経内科専門医　腎臓内科専門医……

これらの高度治療をしている医者を寄せ集めれば地域医療ができるようになるわけではありません。

もちろん、これらの医者がベースとしての地域医療教育を受けていれば可能かもしれませんが、今の教育システムがそうなっていません。じゃあ地域医療はどこで学べるのか？

自治医科大学は以前から地域医療に貢献できる医師を教育することを目標に指導されています。それ以外でも最近では徐々に増えてきています。私が医者になりたての20年ほど前は米国式医学教育を取り入れている病院くらいでしか教育システムとして機能していなかったのではないかと思っています。そういう病院で活躍された先生方が今、教育する医者として全国で活躍されています。また日本プライマリケア学会を中心として家庭医療専門医コースを作り少しずつ専門医が増えてきています。各高度治療を行う専門家をスペシャリストというのに対し家庭医療、総合診療、総合内科などはジェネラリストと呼ばれています。これらは対立構造ではありません。ジェネラルを学んだ上にスペシャルを追加で学ぶというスタイルの医者もいます。しかし、地域医療を行う上ではジェネラルの考え方ができるというのは必須だと思います。大学病院と同じ医療を地域で行おうとしてもうまくいくはずがないのです。

36

日本型救急と北米型ＥＲ

「北米型ＥＲ」という言葉を初めて聞いたのは、医者になった後に福井大学救急部教授（当時は福井医科大学）から病院長になられた寺澤秀一先生の著書を読んだのが最初だったと思います。

研修医になるまで「日本型の救急」と「北米型ＥＲ」は何が違うのかよくわかりませんでした。最近では日本全国に北米型ＥＲの形態をとる救急病院が増えてきたのではないでしょうか。

それまでの日本型救急とはいわゆる「高度救命救急センター」のようなイメージです。要するに重症と診断された患者さんを受け入れますが歩ける患者さんはまず周辺の病院に行ってくださいという姿勢でした。どちらかというと診断アプローチは行わず治療アプローチがメインの病院です。私の勝手なイメージですが熱傷や外傷を得意としています。（大病院が多いので自己完結型医療を目指します）

これに対し北米型ＥＲとは歩いてくる患者さんの中にも重症患者さんがいるので（例えばクモ膜下出血など）、症状で患者さんを重症かどうか判断せずまずは一旦全て受け入れて診察するという方針です。診断アプローチも行いますが小病院の場合は自己完結できませんので重症の場合は大病院へ搬送となるケースもあります。24時間３６５日受け入れるという方針の病院もあるのでマンパワーが豊富でないと難しいですね。（特に初期研修医の）

それまでの日本の教育は細分化された専門医を育てるという姿勢でしたので何科の病気かわからない患者さんを受け入れるシステムではありませんでした。例えば消化器内科の先生が夜当直をしている時に循環器や神経疾患の患者さんが来ると対応に困るのです。ですから北米型ＥＲという救急システムは、当時は斬新だったと思います。

さて初期研修医が勉強するにはどちらが向いているでしょうか？　やはり最初は診断アプローチを学ぶべきだと思います。（北米型ＥＲが良いということです）その上で将来、救急を専門とし特に熱傷や外傷への治療アプローチを学ぶために高度救命救急センターで研修するのが良いのではないかと思います。歩いて病院に来る重症患者さんを見逃さないという訓練になります。

地域医療を行う病院に救急専門医が必ず配置されているわけではありません。非専門医であっても救急初療はプライマリケア医として必要とされる能力です。地域医療ができる医者を増やしていくことは重要だと思いませんか？

37

内科研修制度の問題点（初診外来研修の義務がない）

日本の内科研修制度にはもうひとつ問題があります。それは診断がついていていない患者さんの初診外来を行う義務がないことです。私は病気の診断は初診外来で学ぶことができると考えています。しかし今の研修制度にはその義務がないのです。以前ある病院の会議でそのことを指摘したら研修責任者の先生が「でも、救急外来で診断を学べるので」と言われていたことがあります。しかし救急での診断アプローチと初診内科外来での診断アプローチは全く異なります。救急は時間との戦いのため検査を重視します。患者さんに重大な病態があるかどうかすぐに判断しないといけないのでこれは仕方のないことです。しかし初診内科外来は検査や画像でわからない病気を診断するという側面があるのです。

皆さんは病気の診断を検査で確定するとお考えでしょうか？　しかし病気の中には「他の病気を除外して最後に可能性としてこの病気しかないだろう」から診断というプロセス

を取るものがあります。こういった場合は疑っている病気を治療（診断的治療）してみて患者さんが良くなったから診断が確定するのです。決して検査だけで診断が確定するわけではありません。また問診や診察を十分に行っていないため必要な検査を選択できずに診断がつかないという患者さんをたくさん診てきました。

内科学会で専門医となるためには患者レポートを書いて筆記試験に合格する必要があります。私はこのレポートを学会から委託されて査読（整合性をチェック）する委員となっています。学会から送られてくる内科専攻医（医者になって3〜5年目）のレポートをチェックするのですが、多くのレポートで「診断プロセス」は要修正レベルです。各病院の指導医がチェック（一次評価）しているはずなのに。私の考察では内科専攻医に初診外来の義務がないので診断プロセスを理解していないことにあると考えています。こういった専攻医の多くは病気の診断を検査で確定すると考えているように感じます。次の章からは実際に私が診断した病気の中で診断的治療でしか診断を確定できなかった患者さんや、問診や診察をおろそかにしたため診断の確定に至れなかった患者さんをご紹介いたします。

38

検査だけでは診断できない病気①

この患者さんは血液内科の先生からの依頼でした。

50歳女性
主訴：発熱　関節痛　リンパ節腫脹　皮疹

3か月前に悪性リンパ腫と診断された患者さんが治療中に発熱　関節痛　リンパ節腫脹　皮疹の症状で入院となりました。当初はウイルス性の病気が疑われ外来で経過を見ていましたがよくならないとのことで入院となり内科の私に診察依頼がきました。症状が出現して1週間くらいだそうです。

私はカルテを開いて、患者さんの病歴や服用している薬などを調べました。次にベッドサイドに行き本人からの問診と診察を行いました。この段階ではまだ診断名についてよくわかっていませんでした。

その上で、今回の症状は元々の悪性リンパ腫に関連するものか、あるいは医療介入（治療）の影響が原因ではないかと考えました。50歳という比較的若い患者さんが人生の同じ時期に悪性リンパ腫ともうひとつ別の病気が同時に出現する確率は低いと思ったからです。（医者の間では〝オッカムの剃刀〟という格言で知られています）

そこで悪性リンパ腫に対しいつどんな治療がされたのかを確認しました。2週間ほど前に「リツキシマブ」という薬が使われたことがわかりました。私はパソコンで「リツキシマブ　発熱　皮疹　リンパ節腫脹」と入力し検索しました。すると「リツキシマブによる血清病」という検索結果がでました。血清病とはアレルギーの一種ですがアナフィラキシーのように投与してすぐには出現しません。（Ⅲ型アレルギーと言われています）

薬を使ってから症状が出現するまで1~3週間ほどだそうです。過去の論文を読んでみると今回の患者さんとそっくりな症状ではありませんか。しかも患者さんにお聞きすると症状は良くなりつつあるとのことです。血清病の治療は原因となる薬をやめることです。リツキシマブは2週間前に1回しか投与されていません。診断の確定に血液検査や画像検査は役に立ちません。経過も血清病に合っていると判断しました。

最終診断：「薬（リツキシマブ）による血清病（Ⅲ型アレルギー）」

その後患者さんは症状が無治療で改善し退院となりました。

検査や画像によらず、病歴で疾患を推定する診断能力は全ての臨床医に必要と思いますが日本の卒後研修は「高度治療の教育」を優先しているため「診断能力」は個々の医者の個人的努力に任されているのが現状です。そもそも診断できなければ治療につなげていくことはできません。高齢者の多い地域医療では狭い範囲の高度治療専門家が必要となる場面は多くないので病院としてもそのような医者をたくさん雇用していては費用対効果が悪いのです。医療過疎地域で「私は消化器内科が専門だから消化器内科の病気しか診たくない」などと発言した医者を見たことがあります。それでは地域医療は成り立たないのです。そしてプライマリケアを学んでいない高度治療専門家が地域医療を行うと非専門領域の医療に混乱をきたすのです。私はそのような医療をたくさん見てきました。地域医療ができるプライマリケア医を育てることは必要だと思います。

39

検査だけでは診断できない病気②

次に紹介する患者さんは1年前から同じ症状で受診しているにも関わらず診断されなかった患者さんをご紹介いたします。（診断の鍵は診察を行っていたかどうかで決まりました）

1年前から時々息苦しいという症状で74歳の女性患者さんが来院しました。カルテをみると過去1年間、数回救急外来を受診しています。息苦しいという患者さんは血液の中の酸素が足りているかどうか知るために「酸素飽和度」というものを使用します。指先につける機械で表示されます。酸素飽和度は96〜１００%が一般的な正常範囲です。しかし呼吸器の疾患のある人の場合、85〜92%で生活されている方もいます。

この患者さんが救急外来に来院した時、酸素飽和度が75%程度ということでレントゲンや心エコー、心電図など検査されていますが理由がわかりませんでした。そうこうしているうちに飽和度が94%までに回復するので帰宅となるというエピソードが2回ほどありました。

今回も同様の症状で来院し循環器内科の医者が診察しました。酸素飽和度が72%ということで心エコー　心電図　胸部のCTやレントゲンなど評価されましたが理由がわかりません。そうこうしているうちに飽和度が92%に戻っています。原因がわからないとのことで内科の私のところに患者さんがきました。

患者さんは外来のベッドで寝ており酸素の飽和度が94%でした。息苦しさはありません。姿勢によって変わるのか？　息を吸う時と吐く時のどちらが苦しいか？　など質問をしていきます。問診です。これらの問診は病気の診断にとても重要です。しかしこの患者さんはどういう時に苦しいのかについては「よくわからない」と答えます。

次に患者さんと一緒に歩いてみて酸素の数字が変わるのか？　息切れが出現するのかを見るためベッドの上半身をあげて、座る状態としました。するとどうでしょう。酸素の数字がみるみる低下していきます。72％です。あきらかに異常です。「えーっ！」とびっくりしてもう一度寝ている状態に戻しました。すると今度は数字が上昇し始めます。94％にまで戻りました。「これって体の向きによって酸素の数字が変わるのか？」と自問しました。体の向きで変わるかを確認するためもう一度同じことを行ってみました。するとやはり同じ変化をみとめました。

この時私の中にある症候群の名前が浮かびました。教科書で勉強したことはありますが、実際に患者さんをみたのは初めてでした。その名前は「扁平呼吸（platypnea-orthodeoxia症候群）」と言います。原因として酸素が不足している静脈から酸素が満たされた動脈に近道（短絡）ができて酸素が低い血液が動脈に流れ込む状態を考えます。心臓の中にこの近道ができることもありますが心臓以外のこともあります。聴診器で心雑音はよく聞き取れませんでした。心エコーは超音波を使って心臓の形の異常や血流の異常を見つける検査です。過去数回行われているのに異常は指摘されていません。

私は病歴から心臓の中の近道を疑いました。そして循環器の専門家がいる病院へ「この病気を疑っているからこういう検査をしてほしい」と依頼しました。後日やはり心臓の中の近道の異常が見つかりました。寝ている状態と起きている状態ではこれが変化していたのです。

最終診断：「卵円孔開存（心臓の穴）による呼吸苦」

この患者さんは胸椎の圧迫骨折をして以降このような症状が出現しました。この心臓の異常は胸椎の圧迫骨折と関連があったと考えています。

一般的に心エコー検査は患者さんが横に寝た状態で行われる検査です。しかしこの患者さんは寝ている状態では異常がなく、座った状態になると異常となります。そのためこの病気を疑わないと上半身を起こした状態で心エコーなど行いません。やみくもにいろいろな検査をしても病気の診断ができるわけではないのです。この患者さんの場合、きちんと診察をすることでそのヒントが見つかったのです。

最終的にカテーテル治療でこの近道をふさぐ治療を行うこととなりました。検査ばかりして問診や診察をおろそかにすると診断が難しいのはこういう理由からです。

40

検査だけでは診断できない病気③

78歳の女性　問診表に「一昨日からの右前頭の痛み」と記載されていました。ちょうど右の額の少し上のところです。昨日も症状があったため近くの病院で頭のCTを取ってもらったけれど異常がないと言われたそうです。痛み止めを処方されたけれど今日になって薬が効かないとのことです。

診察室には夫と二人で入室されました。患者さんは痛みで苦悶様表情です。昨日から今日にかけて痛みが増強しています。我慢できないのか「痛い　痛い」と涙を流し始めました。苦痛が強いため詳細な問診はできなさそうです。少なくとも筋力低下や麻痺はなさそうです。顔面神経麻痺の有無も気になりましたがなさそうです。顔面や耳の中を見ましたが皮膚のできものや水ぶくれはありません。血圧は128/80mmHg　脈拍80回毎分　意識の異常はありません。

さて、昨日他院で頭部のCTを撮影されて異常がなかったと言われた患者さんにもう一度CTを取るべきでしょうか？　頭部CTは脳の出血を疑う際には強力な診断ツールです。私の中にふとひとつの「疑問」が沸き上がりました。この患者さんの訴えは「頭痛」なのか？　次に「仮説」です。頭痛ではなく「神経痛」ではないか？　そして「検証」です。もし神経痛なら表面の痛みのため皮膚表面に麻酔薬を注射すれば痛みが改善するはずです。

患者さんに説明しました。「あなたの痛みは頭痛ではなく、神経痛なのではないかと考えています。もしそうなら麻酔薬の注射で改善するはずです。しかし私の診断が間違っている可能性もあります。それを検証するため麻酔科の先生に注射してもらうのはどうでしょうか？」患者さんは同意してくれました。

早速、麻酔科の先生にお願いしたところ急速に痛みが改善したとのことです。これで診断がつきました。痛みの原因は三叉神経という感覚神経の痛みだったのです。そして神経にこれだけ強い痛みを起こす病気とは？

そう「帯状疱疹」です。(ヘルペスウイルスによる病気です)
「えっ！　でも水ぶくれや皮膚のできものがないのでしょう?」という声が聞こえてきそうです。帯状疱疹の中に皮膚のできものや水ぶくれができないものがあります。これを「Zoster sine herpete」と言います。診断はとても難しいです。血液検査や画像検査は役に立ちません。

疑ったら帯状疱疹の治療薬を使い、改善するかどうかでしか判断できません。これを「診断的治療」と言います。診断が確定していない段階から治療を始めるのです。その際には患者さんへの説明が重要です。「診断が間違っている可能性」「薬の副作用に暴露される可能性」を説明します。これらを踏まえて同意が得られる場合に治療します。

結局この患者さんは頭のCTは撮影せずに帯状疱疹の治療を開始することとなりました。その2日後に水疱が出現してきて「帯状疱疹」の診断は確定しました。医者の中にも検査や画像で病気の診断ができると勘違いしている人がいます。「疑問」→「仮説」→「検証

（診断的治療）」でしか診断できない病気もあるのです。

最終診断：「皮疹がでない帯状疱疹（zoster sine herpete）による神経痛）」

41

検査だけでは診断できない病気④

それは消化器内科の先生からの依頼でした。

42歳男性　発熱　意識障害

重症の急性膵炎（アルコールが原因で膵臓が壊れる病気）で入院されている患者さんの膵炎が改善し、人工呼吸器も外れたのに39℃の発熱と意識が悪いとのことで内科の私に診察依頼が来ました。この患者さんの膵炎も多量のアルコールが原因です。入院して3週間ほど経過していました。

大量のアルコールを飲んでいる患者さんが、入院を契機にアルコールを急に中止すると「離脱反応」と言って良くない症状が発生しますが、この患者さんはもうアルコールを中止して十分に時間が経過していたので離脱反応は考えませんでした。

消化器内科の先生が頭のＣＴやＭＲＩをすでに撮影して、血液の中の細菌感染などもチェックされていました。全て異常なしです。診察するとぼーっとした表情です。看護師さんから情報を聞くと「こちらの言うことを理解してくれる時もあるけど、目を開けてくれないこともある」とのことです。私はまず「発熱と意識障害」という状況から、「入院後に発生した髄膜炎」の可能性を考えて背中から針を刺して髄液という「脳の周りの液体」を検査に提出しました。異常があれば髄膜炎を考えます。しかしこの検査は異常がありませんでした。

私が診察した当日のカルテを見ると、当直帯に3年目の内科専攻医が「顔がピクついている」ということで病棟から呼ばれたとの記載がありました。重症で入院している患者さんが「発熱と意識障害」を発生し、「頭のＣＴやＭＲＩで異常なし」「感染症の検査も異常なし」「意識障害の原因となる薬もなし」という状況です。

意識障害のみなら他にも考える疾患はあるのですが、発熱があり、顔のピクつきという記載から私は、非けいれん性てんかん発作（ＮＣＳＥ）という病気を考えました。この段階では仮説です。「てんかん」は脳の中で異常電気信号がぐるぐる回って、けいれんをおこす病気です。しかし見た目にけいれんしていない場合、非けいれん性てんかん発作（ＮＣＳＥ）と言います。てんかんの異常波が出ている時と出ていない時で、意識障害の程度が変わりますが、見た目にはわかりにくいです。「顔のピクつき」があった際はおそらくてんかん異常波があったと思われます。

教科書的には診断は「24時間連続で脳波を測定する」と書かれているのですが、私が今までいた病院ではまず検査をしてくれません。ましてや脳神経内科の先生がそんなに長い脳波を読むことも難しいのではないかと思います。（私を含め、多くの内科医は脳波検査を読めません）

「仮説」に対する「検証」は治療してみて、症状に改善が見られるかどうかで判断します。抗てんかん薬を投与するのです。見事治療に反応しました。

最終診断：「非けいれん性てんかん発作（ＮＣＳＥ）」

その後患者さんは解熱し、意識も改善がみられ食事ができるようになりました。

42

検査だけでは診断できない病気⑤

その患者さんは泌尿器科の先生からの紹介でした。

主訴：38℃発熱

65歳男性

1か月前に精巣の痛みと発熱で泌尿器科に受診。精巣上体炎を疑われ抗生物質を1週間投与。精巣の痛みは4日で消失。発熱も4日ほどで改善。3日前から38℃の発熱があり再度泌尿器科を受診。しかし精巣上体炎の再燃はなく、血液検査で炎症を示すCRPという数字だけが高いため内科に紹介となりました。

問診では筋肉痛なし　関節痛はなし　皮膚の湿疹なし　下痢なし　腹痛なし　頭痛なし

咽頭痛なし　胸痛なし　むくみなし

一般的に内科医は原因のわからない発熱を見た時に
（1）感染症　（2）悪性腫瘍　（3）自己免疫疾患　（4）その他
を考えます。

血液検査や尿検査では感染症を示すものなし。肝臓や腎臓や電解質も異常なし。赤血球や白血球の異常を示すものもありません。CT検査でも癌や細菌の塊（膿瘍）を示す所見なし。

私は患者さんに自宅で発熱の推移を記録していただくように頼みました。この段階ではまだウイルス性の発熱の可能性もありましたので自然に解熱するかもしれないと考えていました。2か月後の診察時に記録された発熱の経過を見ましたが、発熱は3～4週間毎に3～4日間の持続という経過でした。

他の検査で何も異常がない。最初に精巣の痛みで受診している。発熱が3～4週間毎に

3～4日のみという経過から自己炎症症候群、特に家族性地中海熱という疾患を考えました。

家族性地中海熱の診断項目を調べると「精巣漿膜炎」が症状として出ることがあると書かれています。最初の精巣の痛みは精巣上体炎ではなく、精巣漿膜炎だったのではないかと考えました。

家族性地中海熱の診断には画像検査や血液検査は全く役立ちません。MEFV遺伝子の異常を示すこともあるのですが、異常のない家族性地中海熱もあるので遺伝子解析は診断の確定に必須ではありません。

疑ったら診断的治療としてコルヒチンという薬に反応するかどうかです。周期的に発熱があったのですが、コルヒチンを使用してから解熱を維持できるようになり、採血でCRPも低下しました。

最終診断：「家族性地中海熱」

この診断の確定には他の病気をできるだけ除外する必要があります。検査の意義としては他の病気ではないという証明のために必要です。私は今まで12人ほど家族性地中海熱の患者さんを診断したことがあります。日本人には結構頻度が高いと思います。

43

検査では診断できない病気⑥

主訴：全身がむくむ
68歳女性

入院する9か月前に胸にある胸腺の手術を受けた患者さんです。入院する3か月前からむくみはじめ他の病院で検査を受けたところ、肺の周りと心臓の周りに水（胸水と心嚢水）が溜まっていることがわかりました。体重が8kg増加したそうです。発熱はありません。

心不全や心外膜炎という病気が疑われ、当院の循環器内科に入院となりました。肺の周りの水（胸水）や心臓の周りの水（心嚢水）が検査に提出され、癌、リンパ腫、結核などの病気を検査されましたが異常がありません。次に手術で心臓の周りを覆っている膜（心膜）の一部と肺の周りを覆っている膜（胸膜）の一部を採取し検査に提出されましたが診断に至りませんでした。甲状腺の病気　肝臓の病気、腎臓の病気も見つかりません。入院してからここまで3か月が経過しています。症状が出現して半年です。

そのため総合内科に転科となり別の医者が当初見ていました。利尿剤（尿を出す薬）でむくみや胸水、心嚢水が改善するかどうか経過を見られていましたが改善しません。困ったその医者が主治医を私に代わるように依頼してきました。

私はいままで行われた検査を全て見直しました。なにか抜けている検査はないか？　見落としている結果はないか？　しかし見落としている検査はなさそうです。

そしてある疾患が最終的に残ったのです。他の病気が検査で否定されているからこそもうこの病気ぐらいしか残っていないと思いました。その診断の確定には治療してみて改善するかどうかでしか判断できません。

私は本人とご家族に説明しました。

「入院してからいろいろ検査をしてきましたが、病気の原因がわかりませんでした。もう最終的にこの病気しかないと考えています。薬を投与してみて改善するかどうかで疾患を診断できます。しかし私の診断が間違っている可能性もあります。薬を投与していいですか？」

患者さんもご家族も同意してくれました。

最終診断：「心臓外傷後症候群（post cardiac injury syndrome）」

この病気は心臓の周りの膜（心膜）や肺の周りの膜（胸膜）をケガや手術で傷つけることで免疫反応により炎症が生じるというような病態です。最初の胸腺の手術が引き金になったのではないかと考えています。

最初はコルヒチンという薬を使用しましたが、改善しなかったためプレドニゾロンという薬を使用しました。使用して2日目にむくみが改善しました。7日目で体重がもとに戻りました。プレドニゾロンは徐々に減量していきました。症状の再燃はありません。

44

ジェネラリストとしての地域医療

実は私自身も医師免許を取得した直後はジェネラルな医療を下に見ていました。早くスペシャリストにならなければという思いでした。では、私がいつジェネラルに目覚めたのかをお話しします。

初期研修医の頃は患者さんの方針を自分一人で決めることはありません。指導医が決めた方針に従って仕事をこなしていました。しかし年次が進むにつれて患者さんの方針を自分で考えなくてはいけなくなります。私の場合、この時にまず自分の診断能力の低さに気付きました。当初は検査をたくさんすれば診断なんて誰でもできると誤った考え方を持っていたのです。私の周りにはそれを指導してくれる上級医はいませんでした。皆、自分の専門以外はよくわかっていないようです。次に何を根拠に患者さんの方針を考えたらいいのだろうという壁にぶつかりました。ガイドラインには記載されているけれどどこの患者さんにはどう考えてもこの方針が無理だろうという方がいるのです。

そのころから私は医療全体が見えるようになった気がします。ではどこに行けば自分が知りたいことを学べるのか、何を勉強すればいいのかを考えました。そして私が知りたい内容はジェネラリストと呼ばれている医者集団が教育していると知りました。しかし私が医者になりたての20年前はそれを教育できる医者の数が圧倒的に少なかったと思います。「地域医療なんて」、「ジェネラルなんて」といった一段下に見る傾向があったからです。

そんな時にある総合内科の先生が教育されているセミナーに出席したことをきっかけにここで学びたいと思うようになりました。そこから私のジェネラリスト人生が始まりました。そして実際学び始めるとその奥深さがわかりました。これは本来、全ての臨床医が持っておくべき素養なのだと思いました。全てのスペシャリストがジェネラルの基本は学ぶべきと思います。（残念ながら現在の教育はほとんどそうなっていません。）

私は自分が地域医療医でよかったと感じます。患者さんの顔を見ながらこの人にとって、必要としている医療とは？を一人一人の患者さんに考える必要があるのが面白く感じます。「病気を診断して治療する」範囲におさまらないのが医療です。医学生として医療を見ていると大学病院こそ「ＴＨＥ・医療」のように感じるかもしれませんが地域から見れば人材や資源が豊富な大学病院は特殊と感じます。しかし足りない中で何が最善かを考えるのもまた楽しいのです。検査ばかりして診断がつかない患者さんの診察を依頼された時に、診察だけで診断できるのは爽快です。

学生や研修医は見た目に派手でわかりやすい医療を学びたがります。テレビドラマでもドクターヘリや外科医は題材となりやすいですが地味な地域医療や内科医は題材になりにくいのではないかと思います。プライマリケア医としての能力は外から見てもわかりにくいからだと思います。しかし中から見るとその能力は歴然としています。

この本を書いた目的は一般の方に地域医療医が何を考えながら患者さんを診察している

のかをわかりやすく書きたかったからです。それに加えて医学生や若い医者に高度医療で患者さんを治療することだけが医療ではないと知ってもらうためです。無駄な検査を行わず診察することの重要性も知ってもらいたかったからです。大病院にいると検査至上主義になってしまいますが、検査でわからない病気もあるということです。「日本の医療を変えたい」などと大それたことを言うつもりはありません。読み物として地域医療医が何を考えているのかを知っていただければ幸いです。

エピローグ

今回この本の中でご紹介させていただいた病気：
せん妄、神経性食思不振症、可逆性後白質脳症、覚せい剤の幻視、多発性骨髄腫、後頭葉梗塞、慢性関節リウマチによるタンパク漏出性胃腸症、筋無症候性皮膚筋炎、筋萎縮性側索硬化症、心筋梗塞、頸部硬膜外膿瘍、脂肪塞栓症、リウマチ性多発筋痛症、RS3PE症候群、糞線虫の爆発的感染、NK－T細胞リンパ腫、脳炎、血清病、卵円孔開存、皮疹のない帯状疱疹（zoster sine herpete）、非けいれん性てんかん発作（NCSE）、家族性地中海熱、心臓外傷後症候群

一般の方にはなじみのない病気がたくさんあると思います。神経の病気、精神の病気、血液の病気、心臓の病気、免疫の病気など様々です。診断ができるようになるには知識を幅広く勉強しなければいけません。地域医療を行うには病院のgate keeperとしてまず症状に対応して診断できる能力は重要です。（地域医療を学んでいない）高度治療の専門家を寄

せ集めても地域医療ができないのはこういう理由からです。また、上記の疾患の中には大学の授業で習わないものや、医師国家試験に出題されない病気もあります。実臨床では大学で学ばないものもたくさんあるのです。医学生や若い医者は自分の知っている病気だけを相手にするのではなく常に学んでほしいとおもいます。

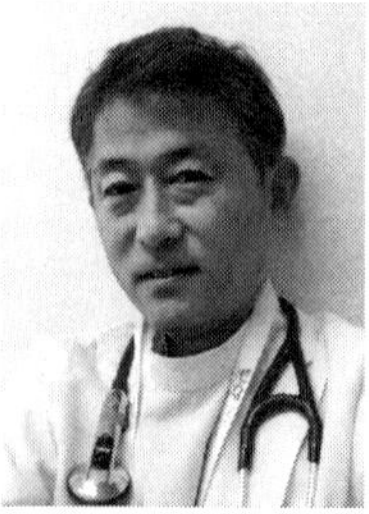

西村 光滋（にしむら・みつしげ）
総合内科専門医・認定医
プライマリケア認定医
米国内科学会上級会員 (FACP)：health and public policy committee 委員
日本医師会認定産業医
神戸大学総合内科にてジェネラリスト教育を受け、西伊豆健育会病院にて地域医療を学び、「病気を治療することだけが医者の仕事ではない」と考え現在も地域医療に従事している。

地域医療総合医の診療カルテ

2023年12月4日　第1刷発行

著　者――― 西村光滋
発　行――― 日本橋出版
〒103-0023　東京都中央区日本橋本町 2-3-15
https://nihonbashi-pub.co.jp/
電話／03-6273-2638
発　売――― 星雲社（共同出版社・流通責任出版社）
〒112-0005　東京都文京区水道 1-3-30
電話／03-3868-3275

ISBN 978-4-434-32989-0